健康中国医学科普融媒体出版项目（第一辑）

认识多发性骨髓瘤

RENSHI DUOFAXING GUSUILIU

主编 周芙玲 蔡 林 蔡 真

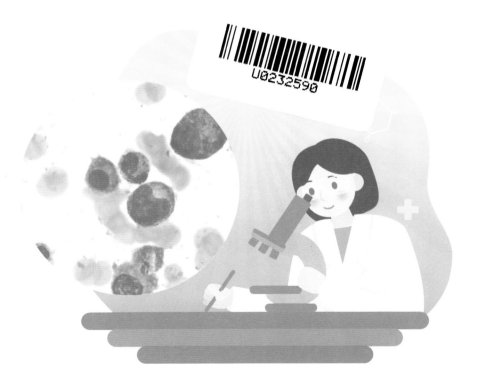

U0232590

长江出版传媒
湖北科学技术出版社

图书在版编目(CIP)数据

认识多发性骨髓瘤 / 周芙玲，蔡林，蔡真主编. —武汉：湖北科学技术出版社，2022.8

（健康中国医学科普融媒体出版项目.第一辑）

ISBN 978-7-5706-2049-4

Ⅰ.①认⋯ Ⅱ.①周⋯ ②蔡⋯ ③蔡⋯ Ⅲ.①多发性骨髓瘤—诊疗 Ⅳ.①R733.3

中国版本图书馆 CIP 数据核字(2022)第 093519 号

策　　划：冯友仁
责任编辑：徐　丹　　　　　　　　　　封面设计：胡　博

出版发行：湖北科学技术出版社　　　　电话：027－87679454
地　　址：武汉市雄楚大街 268 号　　　邮编：430070
　　　　　（湖北出版文化城 B 座 13－14 层）
网　　址：http://www.hbstp.com.cn

印　　刷：武汉邮科印务有限公司　　　　　　邮编：430205

880×1230　　　　　1/32　　　　3.75 印张　　　91 千字
2022 年 8 月第 1 版　　　　　　2022 年 8 月第 1 次印刷
　　　　　　　　　　　　　　　　　　　　定价：35.00 元

《认识多发性骨髓瘤》

编 委 会

主　编　周芙玲　蔡　林　蔡　真

副主编　刘晓燕　魏永长　夏忠军　潘运宝　李景峰

编　委（按姓氏拼音排序）

蔡　林（武汉大学中南医院）

蔡　真（浙江大学医学院附属第一医院）

灿　灿（山东大学齐鲁医院）

何　靖（武汉大学中南医院）

黄婷婷（武汉大学中南医院）

江宏强（武汉大学中南医院）

李建芳（武汉大学中南医院）

李景峰（武汉大学中南医院）

廖　聪（武汉大学中南医院）

刘　银（武汉大学中南医院）

刘丹丹（武汉大学中南医院）

刘明辉（武汉大学中南医院）

刘晓燕（武汉大学中南医院）

刘亚楠（武汉大学中南医院）

罗　萍（武汉大学中南医院）

潘运宝（武汉大学中南医院）

沈　辉（武汉大学中南医院）

涂美娟（中国科学技术大学附属第一医院）

汪　聪（武汉大学中南医院）

王红健（武汉大学中南医院）

魏永长（武汉大学中南医院）

吴三云（武汉大学中南医院）

夏忠军（中山大学附属肿瘤医院）

杨雨飞（武汉大学中南医院）

张　敏（临床内科杂志）

周芙玲（武汉大学中南医院）

前言

　　多发性骨髓瘤是一种由克隆性浆细胞异常增殖导致的恶性疾病，主要发生于 60 岁以上老年人，而男性的发病率和死亡率明显高于女性。随着我国人口老龄化的加剧以及对疾病检测能力的增强，多发性骨髓瘤发病率呈持续上升态势，发病年龄也呈年轻化趋势。多发性骨髓瘤典型症状多为骨痛、肾功能不全、高钙血症、贫血和反复感染等，因其起病较慢，临床表现与骨科、肾病科等其他科室疾病很难区分，增加了早期诊断的难度。因此，针对多发性骨髓瘤及其典型症状进行普及性宣传，提升公众对这种血液系统恶性肿瘤的认知，对实现早诊早治及改善预后尤其重要。

　　随着新型药物及新疗法的不断出现与更新，许多肿瘤包括多发性骨髓瘤患者生存期明显延长，因此，将肿瘤按照慢性病管理成为可能。多发性骨髓瘤的自然病程为 0.5～1 年，对患者可以根据基础疾病、个体差异、治疗耐受性和依从性等因素制定个体化的治疗方案，经治疗后，患者生存期明显延长或达到长期"带病生存"的目的。医患协作，通过方便可行的日常措施，调动患者主动、持续的自我管理，对延长患者生命、降低心理负担、提高生活质量有重要意义。

　　本书运用通俗易懂的语言介绍多发性骨髓瘤相关知识，尽量做到非专业人士也可轻松阅读，方便患者及家属在诊疗过程中随时查阅，从而更好地配合医生进行诊疗以及疾病的自我监测，促进多发性骨髓瘤慢病管理模式的开展。医学的发展日新月异，本书紧跟国内外多发性骨髓瘤研究进展，将国内外目前最新的专家共识及诊疗方法编撰其中，以便大众通过本书了解最新的诊疗手段，给患者带来新希望。

限于水平与时间，不足之处在所难免，望广大读者批评、指正，待再版时完善。

编者

2022 年 3 月

目　录

目录

第 ① 章

多发性骨髓瘤的认知

（一）多发性骨髓瘤细胞的发生

人体正常浆细胞在骨髓腔内生成，在外来抗原的刺激下产生免疫球蛋白，抵抗病原微生物。在某些因素作用下，浆细胞发生恶变而异常增生，称之为多发性骨髓瘤（multiple myeloma，MM）细胞。多发性骨髓瘤的好发部位依次为脊椎、肋骨、颅骨、胸骨。恶性增殖的浆细胞分泌大量异常的单克隆免疫球蛋白，成为高黏滞血症的罪魁祸首，而正常免疫球蛋白生成受到抑制，导致机体免疫功能下降，继而引发各种感染。MM 的致病因素与发病机制如图 1-1 所示。

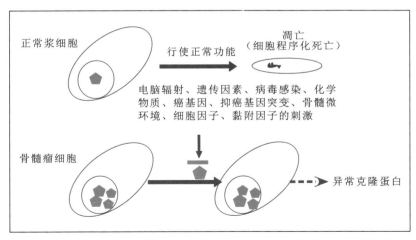

图 1-1　MM 的致病因素与 MM 细胞的发生

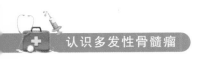

（二）流行病学特点

MM 是一种单克隆浆细胞恶性增殖性疾病，以骨髓中积聚浆细胞为特征。在我国，MM 发病率约为 1.03/10 万，占恶性血液病的 10%～15%，已超过急性白血病，位居血液系统恶性肿瘤第二位。MM 好发于中老年人群，最常发生于 65～74 岁人群，中位年龄为 69 岁。随着我国进入老龄化社会，MM 发病率也呈逐年持续上升态势，随着检查水平不断提高，在年轻群体中的 MM 检出率也在不断升高。由于新药开发与治疗策略的优化，2004—2013 年，MM 死亡率以每年 0.8% 的速度在下降，5 年存活率在美国为 49.6%，欧洲为 39.6%。

（三）病因和发病机制

病因是患者与医生首要关心的问题，但遗憾的是，MM 发病的相关危险因素仍不明确，流行病学资料显示其发病与性别、年龄和种族相关，除此之外，职业环境、生活方式、电离辐射、化学物质、慢性抗原刺激、自身免疫病、药物、病毒感染等均在 MM 的发病中起到作用，但具体机制仍不明朗。

目前认为 MM 细胞起源于 B 细胞或更早阶段。研究表明淋巴因子与 MM 的关系密切。淋巴因子中白细胞介素 6 是促进 B 细胞分化成浆细胞的调节因子。进展性 MM 患者骨髓中白细胞介素 6 异常升高，提示以白细胞介素 6 为中心的细胞因子网络失调，可引起 MM 细胞增殖（图 1-2）。最新研究还表明，MM 的进展不仅与 MM 细胞有关，还与骨髓造血微环境有密切关系。

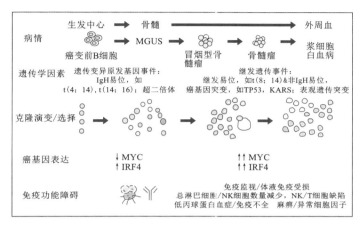

图 1-2　MM 的发病机制与基因表达

(四) 临床表现

MM 的临床症状主要是由 MM 细胞浸润、单克隆免疫球蛋白沉积及细胞因子释放等引起（图 1-3）。MM 主要包括以下异常症状。

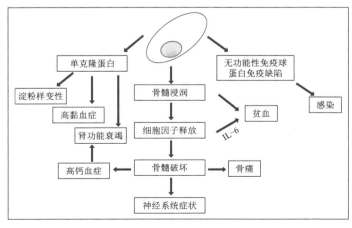

图 1-3　MM 的临床症状

1. 多发性骨髓瘤细胞浸润引起的临床表现

1）骨骼破坏：骨痛、病理性骨折、串珠样结节以及孤立性骨髓瘤（图 1-4）。

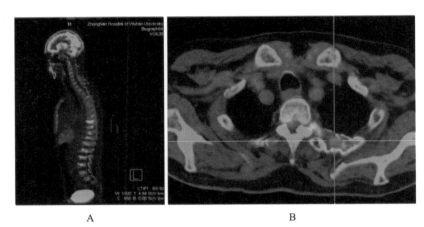

A   B

图 1-4　MM 患者 PET-CT 显示骨质破坏

A. 脊柱多发性骨质破坏；B. 肋骨骨质破坏

2）髓外浸润：器官肿大（肝、脾、淋巴结）、神经损害（截瘫、POEMS 综合征、髓外骨髓瘤以及浆细胞、白细胞）（图 1-5）。

2. 血浆蛋白异常引起的临床表现

1）感染：由于正常多克隆免疫球蛋白减少，体液免疫缺陷及中性粒细胞减少等原因，患者容易发生细菌性肺炎和尿路感染，甚至败血症。病毒感染以带状疱疹多见。感染常为患者就诊原因和主要致死原因（图 1-6）。

2）高黏滞综合征：血清中 M 蛋白增多，可使血液黏滞性过高，引起血流缓慢，组织淤血和缺氧，在视网膜、中枢神经和心血管系统尤为显著。症状有头晕、眩晕、眼花、耳鸣，并可突然发生意识障碍、手指麻木、冠状动脉供血不足、慢性心力衰竭等症状。高黏滞综合征的发生在 IgA 型中多见。

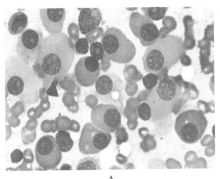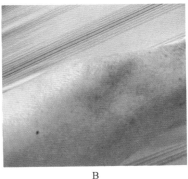

A   B

图 1-5　MM 细胞形态及髓外浸润表现

A. 骨髓穿刺涂片中 MM 细胞形态，大小不一，胞质丰富，胞核偏位，核染色质细致，核仁明显或清晰；B. MM 髓外浸润表现为患者膝盖右侧明显包块

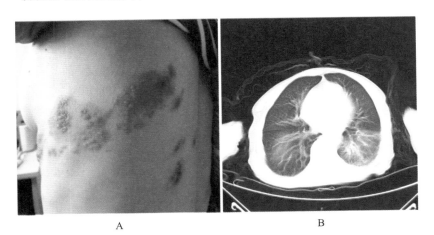

A   B

图 1-6　MM 患者的感染改变

A. 左胸背部带状疱疹感染；B. 双肺感染，以左下肺为甚

3. 肾功能损伤

肾功能损伤为本病重要表现之一，为仅次于感染的致死原因。临床表现有蛋白尿、管型尿，甚至肾功能衰竭，可被误诊为慢性肾炎、肾病综合征、间质性肾炎以及肾小管性酸中毒等。而肾功

能损伤的重要原因是游离轻链、高钙血症和高尿酸血症（图 1-7）。

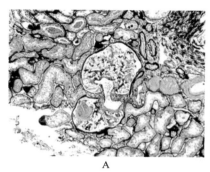
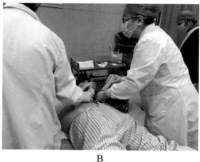

A   B

图 1-7　MM 患者的肾脏损害

A. 电镜下肾小球淀粉样变；B. MM 患者正在进行肾穿刺活检

4. 贫血

早期血红蛋白可正常，随着病程进展，绝大多数患者会有不同程度的贫血及多种症状。贫血可由多种因素引起，如恶性肿瘤细胞浸润骨髓，瘤细胞分泌抑制造血的因子等，红细胞寿命缩短，失血及化疗等的影响，肾功能衰竭所致内源性促红细胞生成素的产生缺乏等。

5. 出血倾向

以鼻出血和牙龈出血为多见，皮肤紫癜也可发生（图 1-8）。内脏出血和颅内出血见于晚期患者。出血原因有血小板减少、凝血功能障碍、血管壁损伤等因素。

6. 高钙血症和高尿酸血症

由于瘤细胞裂解，血中尿酸水平升高，严重者可并发尿路结石，甚至肾功能衰竭。我国高钙血症的发生率较低，一旦发现往往提示病情进展。典型的症状包括恶心呕吐、厌食、烦渴、多尿、脱水、意识模糊甚至昏迷。高钙血症和高尿酸血症可影响肾功能，肾功能损伤又可加重高钙血症和高尿酸血症。

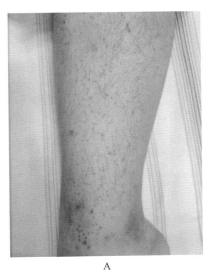
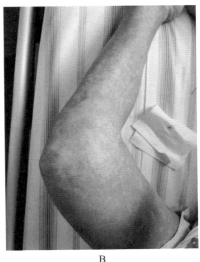

A   B

图 1-8　MM 患者出血倾向

A. 下肢散在出血点；B. 左下肢大片瘀斑

7. 淀粉样变及其他

淀粉样变可发生于少数患者尤其是 IgD 型，常见部位有舌、心脏、骨骼、韧带、胃肠道、皮肤、外周神经以及其他内脏。如果 M 蛋白为冷球蛋白，可引起肢端动脉阻塞，也有发生雷诺现象者。

相关内容可参考视频 1-1。

视频 1-1

第 2 章
"CRAB 症状"——当心多发性骨髓瘤

临床中会有患者反馈，总觉得乏力，腰背疼痛，而且小便泡沫特别多。门诊检查往往提示：骨质疏松症，伴有贫血、肾功能不全，可是治疗一段时间未见好转。这种情况需特别警惕，有以上症状可能是患上了 MM！对疑似 MM 患者，应及早诊断。

MM 多发于中老年人，男性多于女性，由于起病隐匿，没有特异临床表现，容易误诊、误治。疑似 MM 的患者，医生常建议患者到血液科做骨髓穿刺检查确诊。

MM 具有 4 个典型症状，俗称"CRAB（螃蟹）症状"，如图 2-1 所示。CRAB 的具体含义如下所述。

（一）C：血钙升高（hypercalcemia）

患者常表现有恶心、呕吐、腹痛、多尿等；体征：意识障碍、心律失常、肠鸣音减弱。

（二）R：肾功能损伤（renal insufficiency）

以蛋白尿最为常见，可表现为急性肾损伤或慢性肾脏病；体征：血压升高，颜面和/或下肢水肿。

（三）A：贫血（anemia）

患者常表现为疲劳、乏力、头晕、心慌、体力下降等；体征：可能有低热。皮肤黏膜苍白、心率增快，重者可能有心尖区收缩期吹风样杂音、双肺湿啰音。

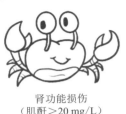

肾功能损伤
（肌酐＞20 mg/L）

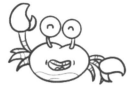

血钙升高
（血钙＞115 mg/L）

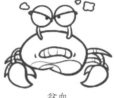

贫血
（血红蛋白＜100 mg/L）

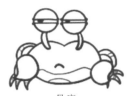

骨病
（溶骨性改变、骨质疏松）

图 2-1　MM 4 个典型症状

（四）B：骨病（bone lesions）

患者主要表现为骨痛、溶骨性病变和骨折。骨病是最常见的早期症状，多为腰骶、胸骨、肋骨疼痛。

（五）其他非典型临床表现

感染、凝血功能异常、神经系统损害等。

相关内容可参考视频 2-1。

视频 2-1

第 **3** 章

多发性骨髓瘤的诊断

由于 MM 临床表现复杂多样，发病早期常无典型症状，主要表现有骨痛、贫血、肾功能不全、高钙血症、反复感染等症状，因此不易被发现，往往是在诊断其他器官疾病时才被发现，容易造成漏诊或者误诊，这也更加需要借助更多的辅助诊断。

（一）别忽视多发性骨髓瘤的早期症状

在我国 MM 患者中，大部分患者被确诊时已出现严重的肾功能衰竭、全身骨质破坏，甚至有患者因脊髓压迫导致瘫痪、昏迷或者神志不清等严重症状才到医院就诊。这给 MM 患者的治疗带来很大困难，且大大增加了并发症风险，相关治疗的死亡率也明显提高，治疗费用大幅增加。

因此，MM 的早期诊断对患者的治疗效果以及生存质量有着重要意义。患者如果出现以下一个或几个症状应高度怀疑骨髓瘤，常见的症状如不明原因的局部或全身性骨痛、肾功能不全伴有大量泡沫尿、高钙血症、贫血、反复严重感染（如半年有两次肺炎）等；另外相对比较少见的症状如不明原因的顽固心衰、心律失常等。

另外，平时体检中的一些异常指标需要引起注意。比如在血常规检查中血红蛋白下降，生化检查中肌酐升高、球蛋白上升，尿常规检查中发现蛋白尿，在 X 线检查中扁平骨出现如同"虫子啃过的小洞"，我们称之为"虫蚀样"改变，这时候要引起高度重视。

早发现潜在 MM 患者：M 蛋白是第一个警示灯。意义未明单克隆丙种球蛋白病：血清单克隆蛋白（M 蛋白）浓度＜3 g/dL；骨髓浆细胞（PC）＜10％；无 CRAB（高钙血症、肾功能不全、贫血和骨病变）。冒烟型骨髓瘤（sMM）：M 蛋白浓度≥3 g/dL 或尿 M 蛋白＞500 mg/24 h；骨髓浆细胞（PC）≥10％；无 CRAB（高钙血症、肾功能不全、贫血和骨病变）。

（二）辅助检查

1. 诊断必需的检测项目

临床疑似 MM 患者，应接受下列基本检查项目（表 3-1）。

1）血液检查：血常规、肝肾功能、电解质、凝血功能、血清蛋白电泳（M 蛋白含量）、血清免疫固定电泳、血清 β_2 微球蛋白、C 反应蛋白、外周血涂片（浆细胞百分数）、血清免疫球蛋白（轻链）定量。

表 3-1　MM 诊断的检测项目

项目		具体项目
基本项目	血液检查	血常规、肝肾功能（ALB、LDH）、电解质（包括 Ca）、凝血功能、血清蛋白电泳（包括 M 蛋白含量）、免疫固定电泳（必要时加做 IgD、IgE）、β_2-MG、CRP/外周血涂片（浆细胞百分比）、血清免疫球蛋白定量
	尿液检查	尿常规、24 h 尿轻链、尿免疫固定电泳
	骨髓检查	骨髓细胞学涂片分类、骨髓活检-免疫组化（骨髓免疫组化包括 CD19、CD20、CD38、CD56、CD138、κ 轻链、λ 轻链）
	影像学检查	全身 X 线平片
	其他检查	心电图、胸部 CT、腹部 B 超

续表

项目		具体项目
对诊断或预后分层有价值的项目	血液检查	血清游离轻链；心功能不全及怀疑合并心脏淀粉样变性或轻链沉积病患者，检查心肌酶谱、肌钙蛋白、NT-proBNP
	尿液检查	24 h 蛋白尿（MM 肾病及怀疑淀粉样变者）
	骨髓检查	流式细胞术（建议抗体标记采用 4 色以上，包括 CD19、CD38、CD45、CD56、CD20、CD138、κ 轻链、λ 轻链；有条件的单位加做 CD27、CD81、CD117、CD200，建议临床研究时开展） FISH（建议 CD138 磁珠分选 MM 细胞），检测位点包括 CD17p-、13q14 缺失、1q21 扩增、t（4；14）、t（11；14）、t（14；16）、t（14；20）
	影像学检查	CT（局部或全身低剂量）、MRI（全身或中轴骨）、PET-CT
	其他检查	怀疑淀粉样变性者，需行腹壁下皮脂肪、骨髓或受累器官活检，行刚果红染色 怀疑心功能不全及怀疑合并心脏淀粉样变性者，需行超声心动图检查

2）尿液检查：尿常规、蛋白电泳、24 h 尿轻链、尿免疫固定电泳。

3）骨髓检查：骨髓细胞学涂片分类、骨髓活检＋免疫组化。

4）影像学检查：全身 X 线平片。

5）其他检查：胸部 CT、心电图、腹部 B 超。

2. 常见检测项目

1）血象：贫血常见，多属正细胞、正色素性。红细胞在血片上排列成钱串状，血沉显著增快。晚期有全血细胞减少，并可发现 MM 细胞在外周血中大量出现，如果比例超过 20%，或者绝对值超过 $2.0 \times 10^9/L$ 者，称为浆细胞白血病（图 3-1）。

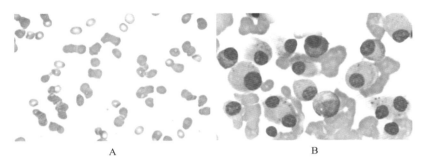

A B

图 3-1　MM 的血涂片和骨髓涂片

A. MM 外周血成熟红细胞的缗钱状排列；B. MM 骨髓中大量异常浆细胞

2）血钙、磷测定：因骨质广泛破坏，出现高钙血症。相关电解质检测见表 3-2。晚期肾功能减退，血磷也增高。血清碱性磷酸酶一般正常或轻度增加。

表 3-2　MM 患者的肝、肾、糖、电解质检测

项目名称	检验结果	参考范围	单位
谷丙转氨酶	57	0～41	U/L
谷草转氨酶	32	0～37	U/L
总蛋白	115.3	57.0～80.0	g/L
白蛋白	38.2	35.0～52.0	g/L
球蛋白	77.1	20.0～40.0	g/L
总胆红素	10.8	3.4～20.5	μmol/L
1 min 胆红素	4.7	0.0～6.8	μmol/L
总胆固醇	0.83	＜5.2	mmol/L

项目名称	检验结果	参考范围	单位
钾	4.16	3.5～5.1	mmol/L
钠	121.1	135.0～145.0	mmol/L
氯	83.7	98.0～107.0	mmol/L
钙	3.63	2.15～2.57	mmol/L
尿素	19.03	2.5～6.0	mmol/L
肌酐	606.3	70.0～106.0	μmol/L
尿酸	1 100.6	173～381	μmol/L
葡萄糖	6.8	3.9～5.9	mmol/L

3）血清 β_2 微球蛋白及血清乳酸脱氢酶活力：两者均高于正常。β_2 微球蛋白是由浆细胞分泌，与全身肿瘤细胞总数有显著相关性，可用以提示预后和评估治疗效果。

4）尿和肾功能检查：90％以上患者有蛋白尿。约半数患者尿中出现本周蛋白。表 3-3 所示为临床 MM 患者球蛋白增高伴尿蛋白单克隆 kap 链增高。在肾功能受损患者中，血清尿素氮和肌酐可以增高。

表 3-3　MM 患者尿轻链定量检测

检查项目	结果	参考值
尿 kap 轻链	91.9 mg/L	0.00～7.1 mg/L
尿 lam 轻链	3.72 mg/L	0.00～3.9 mg/L

5）影像学：本病骨骼病变可有以下 3 种 X 线表现。①早期为骨质疏松，常见于脊柱、肋骨和盆骨；少数早期患者可无骨骼 X 线表现。②典型病变为圆形、边缘清楚如凿孔样的多个、大小不等溶骨损害，常见于颅骨、盆骨、脊柱、股骨、肱骨等处（图 3-

2)。③病理性骨折，常见于肋骨、脊柱、胸骨。

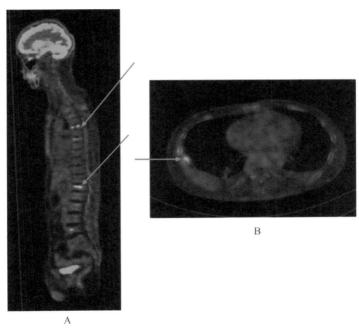

图 3-2　PET-CT 检测 MM 患者的骨骼病变

A. 胸椎、腰椎高代谢病灶；B. 右侧肋骨高代谢病灶

　　骨髓瘤患者常用的影像学检查包括 X 线片、CT、放射性核素骨扫描（ECT）、MRI、PET-CT 等，这些检查各有其优缺点，最重要的是根据临床需求去选择，适合的才是最重要的！

　　（1）X 线片：骨髓瘤的主要 X 线表现有骨质疏松、骨质破坏、骨质硬化和软组织肿块。在 MM 患者中最常见受累骨骼包括颅骨、脊柱、肋骨、骨盆、长骨。

　　骨髓瘤 X 线表现主要为溶骨性破坏和骨质疏松，但 60% 左右的患者骨骼无阳性 X 线表现，且 X 线发现的病灶较实际少且轻，这是由骨髓瘤溶骨性破坏的病理特点决定的。骨髓瘤造成的骨破

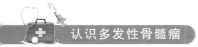

坏以松质骨为主，病灶由内向外侵蚀皮质内层，皮质破坏较晚，普通 X 线检查难以发现早期病变，约 20％ 普通 X 线检查阴性的患者，通过其他检查可发现骨髓瘤活动的证据，因此，X 线片可掩盖髓内病变显示正常结构。

（2）CT 检查：CT 检查的病灶常与骨痛部位相符，CT 可发现早期病灶。当 X 线检查为阴性表现时，此时 CT 检查能显示大量的多发巨大骨破坏，较 X 线检查敏感。

CT 扫描的优越性为其独特的高分辨率和清晰的横断面图像，它能显示病变内部结构和周围软组织情况、病变范围、髓腔内外的侵犯程度等，较 X 线片更早显示骨质的细微破坏和骨质疏松，同时 CT 对有骨痛而 X 线检查阴性或病变不明的骨髓瘤患者尤有价值。在 CT 扫描时，调节适当的窗宽和窗位，有利于发现细微病变。此外，由于骨组织的高对比度特性，骨病 CT 评估所需的放射剂量要比评估软组织病变低。有报道显示，3.2～4.8 mSv 的低剂量全身 CT 在保证影像质量前提下仍可对骨髓瘤进行准确诊断。因此，全身低剂量 CT 目前也在很多医疗机构成为评估骨髓瘤患者骨质破坏的重要手段。

（3）ECT 检查：放射性核素骨显像是一种高敏感现象技术，ECT 能一次显示全身骨骼，较普通 X 线检查更敏感。但其特异性不高，任何原因引起的骨质代谢增高均可导致放射线浓聚征象，需注意鉴别。传统的骨显像在 MM 诊断及分期评价中较低的敏感性和特异性，降低了其在 MM 诊断中和分期中的应用价值，国际骨髓瘤工作组（IMWG）已不建议将此检查用于 MM。

（4）MRI 检查：MRI 检查能发现骨髓瘤的骨髓浸润，尤其是脊椎骨部位。在可疑溶骨部位或骨质疏松部位的骨髓浸润的判断上，MRI 具有重要的诊断意义，但 MRI 主要反映的是骨髓瘤的骨髓浸润，并不是直接发现骨质破坏。

MRI 可以检测出普通影像学所不能发现的病灶，为目前评价骨髓瘤病变最佳的影像学检查方法之一。它能够无创性地观察全身骨髓变化，克服了骨髓抽吸和（或）活检的某些局限性。两者有效结合将为临床诊断及随访提供更为准确的信息。对骨髓瘤的 MRI 表现进行分型，有助于全面观察骨髓异常的状况，各种类型的 MRI 表现与临床分期及预后有一定的联系。此外，MRI 对于疑似有脊髓压迫症状的病例是必行检查。

（5）PET 检查：PET-CT 一次扫描可获得 PET、CT 及 PET 与 CT 融合图像，PET 可检测骨髓瘤的活动，CT 扫描能发现骨质破坏，同时 CT 进一步弥补了 PET 分辨率低、解剖定位差的特点，PET-CT 检查融解剖学与功能学检查为一体，是检测 MM 伴骨骼破坏的良好手段。PET 检查不仅可有效地检查出骨髓瘤的活动，还能进行全身范围的扫描，对于骨髓瘤的诊断、分期及疗效评估，灵敏度和特异性均较高。虽然 PET-CT 价格昂贵，但其精确检测全身髓内/外病变范围的先天优势，使最新的国际骨髓瘤工作组指南将其定为骨髓瘤初诊评估和治疗后残留病灶评估的金标准。

绝大多数 MM 患者 X 线片检查均可发现异常。普通 X 线片检查经济、直观而且阳性率较高，观察范围广，是其他影像手段难以完全代替的。CT 具有较高的分辨率，且为横断成像，故能发现 X 线片表现阴性的骨质破坏，在发现病变的能力上优于 X 线平片，发现病变的灵敏度较 X 线片高，发现病变的范围较 X 线片广，但其和 X 线片一样一次只能完成局部检查，可作为 X 线平片的补充手段。MRI 对 MM 的诊断有一定的特异性，特别是对脊髓病变优于 X 线片和 CT，且能早期发现脊髓水肿，从而早期治疗，避免截瘫的发生。核素检查方面，全身骨显像对于骨髓瘤的诊断特异性不高。PET-CT 不仅可以发现病变部位，同时能反映肿瘤的活性，发现 MRI 扫描范围之外的骨病变和髓外侵犯，是较为理想的影像学检查，但费用昂贵，无法取代以上几种检查。

6）骨髓细胞学检查报告：见图 3-3。

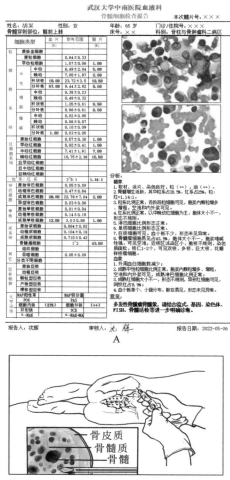

A

流程：取样—制作涂片—染色—分类计数

B

图 3-3　MM 患者的骨髓细胞学检测

A. MM 患者骨髓细胞学检查报告单；B. 髂后上棘骨髓穿刺示意图

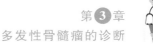

7）血液生化检查-血清蛋白电泳：MM 患者呈现特异的电泳图形，大多在 γ 球蛋白区出现一个尖峰，称为 M 蛋白，见图 3-4。

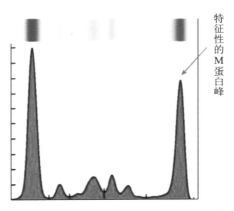

图 3-4　MM 患者免疫固定电泳定量分析报告单

8）单克隆 M 蛋白：高球蛋白血症是本病重要特点之一，是 M 蛋白增高所致。

检测方法：血清蛋白电泳、血清免疫电泳（免疫固定电泳）。

M 蛋白有 3 种类型：免疫球蛋白分子、游离的轻链、某种重链的片段，结构模式见图 3-5。

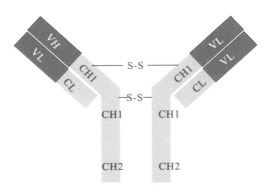

图 3-5　免疫球蛋白的结构模式图

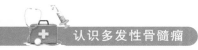

9）分型检查-免疫固定电泳：免疫固定电泳是 MM 明确分型的重要检测手段，具体见图 3-6 和表 3-4。

相关内容可参考视频 3-1。

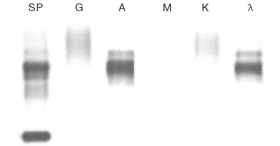

图 3-6　免疫固定电泳

视频 3-1

图 3-4　免疫球蛋白定量检测全套报告单

项目编码	项目名称	检验结果	结果标识	参考范围	单位
IgG	免疫球蛋白 G	74.7	高	8.60～17.40	g/L
IgA	免疫球蛋白 A	<0.259	低	1.0～4.20	g/L
IgM	免疫球蛋白 M	<0.166	低	0.2～2.80	g/L
IgE	免疫球蛋白 E	<17.1		0.0～100.0	kU/L
KAP	免疫球蛋白 κ 轻链	<0.300	低	6.29～13.5	g/L
LAM	免疫球蛋白 λ 轻链	32.5	高	3.13～7.23	g/L
MYGDDY	免疫固定电泳	IgG-λ 型			
Describe	评语	λ 型 IgG 单克隆免疫球蛋白病			

（三）多发性骨髓瘤分型

1. 依照异常增殖的免疫球蛋白类型分型

分为 IgG 型、IgA 型、IgD 型、IgM 型、IgE 型、轻链型、双克隆型以及不分泌型。进一步可根据轻链类型分为 κ 型和 λ 型，具体分型见图 3-7。

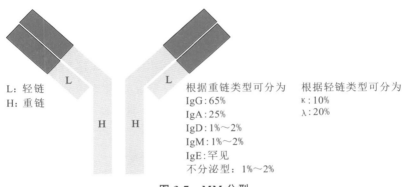

L：轻链
H：重链

根据重链类型可分为
IgG：65%
IgA：25%
IgD：1%～2%
IgM：1%～2%
IgE：罕见
不分泌型：1%～2%

根据轻链类型可分为
κ：10%
λ：20%

图 3-7　MM 分型

2. 依据临床症状分型

可将 MM 的诊断分为有症状型（活动性）和无症状型（冒烟型）。

1）无症状骨髓瘤（smoldering myeloma，sMM）诊断标准（需满足第 3 条＋第 1 条/第 2 条）：①血清单克隆 M 蛋白≥30 g/L，或 24h 尿轻链≥0.5 g；②骨髓单克隆浆细胞比例为 10%～60%；③无相关器官及组织损害（无 SLiM、CRAB）。

注：S-骨髓单克隆浆细胞比例≥60%；Li-受累/非受累血清游离轻链比≥100；M-MRI 检查出现多处 5 mm 以上局灶性骨质破坏。

2）有症状（活动性）MM 诊断标准满足以下全部 3 项：①骨髓单克隆浆细胞比例≥10%和/或组织活检证明有浆细胞瘤；②血清和/或尿出现单克隆 M 蛋白；③MM 相关的靶器官损害表现

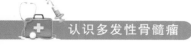

（≥1 项），或无靶器官损害表现，但出现 SLiM 指标异常（≥1
项）。

（四）多发性骨髓瘤分期

在有经验的血液科医师面前，分析常见的 MM 症状，借助常
用的检查手段，完成 MM 的诊断并不困难。目前常用的 MM 临床
分期系统有 3 套：①DS 分期。这个分期系统最早是从 20 世纪 60
年代提出来的，主要反映的是体内的肿瘤负荷，分期标准主要看
血红蛋白含量，如果血红蛋白低于 85 g/L，就是Ⅲ期，血红蛋白
超过 100 g/L 是Ⅰ期，介于两者之间是Ⅱ期，另外还要看看骨质
破坏的情况，主要反映体内肿瘤负荷的情况（表 3-5）。②国际预
后分期系统。就是 ISS 分期系统，和 DS 分期明显不同，ISS 分期
系统主要反映预后情况，只有确诊 MM 后才可以使用 ISS 分期，
主要的指标就是血清 β_2-微球蛋白和白蛋白水平。如果 β_2-微球蛋
白超过 5.5 mg/L，这个就是Ⅲ期，如果 β_2-微球蛋白＜3.5 mg/L，
并且白蛋白≥35 g/L 的，这个是Ⅰ期，介于两者之间的是Ⅱ期。
Ⅲ期的患者预后相对要差，Ⅰ期的患者预后较好，Ⅰ期的患者中
位生存能够在 5 年甚至更长，Ⅲ期的患者中位生存不足 2 年，所
以这个系统主要反映预后和生存状态有关。③R-ISS 分期系统。
这个分期系统从名字上就可以看到是在 ISS 分期系统上提出来的。
因为 ISS 分期系统提的比较早，没有纳入细胞
遗传学指标，随着检测手段和对疾病认识程度
的提高，提出了 R-ISS 分期系统，是修正的
ISS 分期系统，主要把和预后有关的细胞遗传
学的指标加入进去，如 t（4；14），17p13
等指标。MM 分期系统见表 3-6 及视频 3-2。

视频 3-2

表 3-5　Durie-Salmon 分期体系（反映肿瘤负荷与临床进程）

分期	分期标准
Ⅰ期	满足以下所有条件
	1. 血红蛋白＞100 g/L
	2. 血清钙≤2.65 mmol/L（115 mg/L）
	3. 骨骼 X 线片：骨骼结构正常或孤立性骨浆细胞瘤
	4. 血清或尿骨髓瘤蛋白产生率低：①IgG＜50 g/L；②IgA＜30 g/L；③本周蛋白＜4 g/24 h
Ⅱ期	不符合 Ⅰ期和Ⅲ期的所有患者
Ⅲ期	满足以下 1 个或多个条件
	1. 血红蛋白＜85 g/L
	2. 血清钙＞2.65 mmol/L（115 mg/L）
	3. 骨骼检查中溶骨病变大于 3 处
	4. 血清或尿骨髓瘤蛋白产生率高：①IgG＞70 g/L；②IgA＞50 g/L；③本周蛋白＞12 g/24 h
亚型	A 亚型肾功能正常［肌酐清除率＞40 mL/min 或血清肌酐水平＜177 μmol/L（20 mg/L）］
	B 亚型肾功能不全［肌酐清除率＜40 mL/min 或血清肌酐水平＞177 μmol/L（20 mg/L）］

表 3-6　MM 分期系统

分期	国际预后分期系统（ISS）	国际预后分期系统修订版（R-ISS）
I	血清 β_2-微球蛋白＜3.5 mg/L，人血白蛋白≥35 g/L	ISS I 期和且有 FISH 发现的标危染色体异常 同时血清 LDH 正常水平
II	不符合 ISS I 期和Ⅲ期患者	不符合 R-ISS I 期和Ⅲ期的患者
Ⅲ	血清 β_2-微球蛋白≥5.5 mg/L	ISS Ⅲ 期且有 FISH 发现的高危染色体异常 存在［del（17p）和/t（4；14）易位和/或 t（14；16）易位］，或血清 LDH 高于正常水平

（五）多发性骨髓瘤鉴别诊断

（1）意义未明的单克隆免疫球蛋白血症（MGUS）：血清单克隆球蛋白（IgG 或 IgA）＜30 g/L 或尿轻链＜500 mg/24h，和/或骨髓克隆性浆细胞＜10％，无骨髓瘤相关事件或淀粉样变。进展为 MM 的风险约为每年 1％。

（2）华氏巨球蛋白血症（WM）：主要诊断标准如下（三者同时满足，只满足前两条诊断为冒烟型 WM）。血清存在单克隆 IgM 型免疫球蛋白；骨髓内可以见到典型的淋巴浆细胞；是否存在相关的临床症状：如淋巴浆细胞增殖引起的肝脾大、淋巴结肿大、全血细胞减少，以及中枢侵犯引起的 Bing-Neel 综合征，高水平的血清单克隆 IgM 引起的头晕、黏膜出血、视物模糊等高黏滞反应。另外，MYD88L265P 突变在 WM 中的发生率高达 90％以上，是 WM 诊断及鉴别诊断的重要标志，但非特异性诊断指标。

相关内容可参考视频 3-3。

视频 3-3

第 **4** 章

多发性骨髓瘤的危险分层

（一）多发性骨髓瘤的细胞遗传学异常

MM 是一种浆细胞克隆性增生的恶性肿瘤，具有不稳定的遗传学特点，多表现为明显多变的染色体异常，仍属于不可治愈的疾病。MM 患者的生存差异较大，从数月至十余年不等。在过去的 10 年中，随着新的研究技术的不断发展，对于本病的生物学特征以及治疗方法的研究取得了相当大的突破。该领域最重要的进展之一是认识到本病的遗传异质性以及其对骨髓瘤患者预后的影响。大量的研究证实，几乎所有的 MM 患者均存在染色体的异常，包括数目和结构的异常，基因表达的异常。各种异常之间有重要的联系，并且这些细胞遗传学的改变与疾病的临床特点密切相关。这些新发现的遗传异常，以及之前描述的预后因素，为 MM 患者的风险分层和个体化治疗提供了可能。

MM 遗传学异常用荧光原位杂交（FISH）来检测（图 4-1），常见以下细胞遗传突变。

（1）RB1：其突变或丢失拷贝被认为是 MM 进展中的重要事件。

（2）1q21：1 号染色体长臂（1q）经常与其他染色体发生整臂的不平衡易位，导致其拷贝数增加（+1q），这一变化可见于各类恶性血液病。

（3）p53：是重要的抑癌基因，丢失拷贝或突变均可导致肿瘤的发展。在很多肿瘤中是恶性化的标志。初发病例中罕见，在各种恶性血液病中均是预后较差的因素。

（4）13q-：对于预后分层的重要性与血清 β_2 微球蛋白水平和

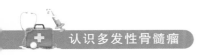

骨髓浆细胞比例相当，此类患者预后较差。

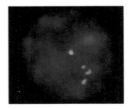

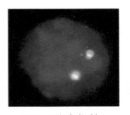

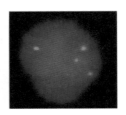

| 1q21（位点探针） | IGH（分离探针） | CCND1（融合探针） |

基因名称	探针定位	阳性细胞数/计数细胞	检测结果
1q21	1q21	0/500	0/500
IGH	14q32	0/500	0/500
RB1	13q14	0/500	0/500
p53	17p13.1	0/500	0/500
FGFR3/IGH	t（4；14）	0/500	0/500
MAF/ICH	t（14；16）	0/500	0/500
CCND1/IGH	t（11；14）	0/500	0/500
NAFβ/IGH	t（14；20）	0/500	0/500

图 4-1　MM FISH 常用探针及探针种类

美国国立综合癌症网络（national comprehensive cancer network，NCCN）认为的 MM 高危细胞遗传学异常包括 del（17p）和/或 t（4；14）和/或 t（14；16），见图 4-2。

（二）梅奥多发性骨髓瘤分层和适应风险治疗更新历程

控制该疾病的有效新药的可及性以及这些药物在不同 MM 风险

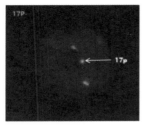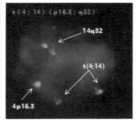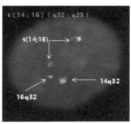

图 4-2　MM 高危遗传学 FISH 探针特点

组中的差异性进一步增强了未来向依据危险分层的治疗策略迈进的能力。这一概念最初是以梅奥 MM 分层和适应风险治疗（mSMART）共识指南的形式提出的，该指南随着新数据的提供，也会进行定期的修改，最新指南可在 www. mSMART. org 上查阅。这些指南试图为新诊断的 MM 患者提供一种简化的、基于证据的治疗决策算法。梅奥诊所的医生也提出了类似的建议来指导其他癌症的治疗。美国梅奥医院是最早将染色体异常用于 MM 患者危险分层并据此制定个体化治疗策略的单位，表 4-1～表 4-3 分别列出了 mSMART 2007 年、2009 年、2013 年先后发布的 mSMART 1.0、mSMART 2.0 和 mSMART 3.0。

表 4-1　mSMART 1.0（2007 年）

分层	判断标准
高危	FISH：t（14；16）、t（14；20）、17p- 染色体核型分析：13 染色体缺失、低二倍体
标危	所有其他：包括 t（11；14）、t（6；14）、高二倍体

表 4-2　mSMART 2.0（2009 年）

分层	判断标准
高危	FISH：t（14；16）、t（14；20）、17p- FISH：t（4；14） 染色体核型分析：13 染色体缺失、低二倍体
标危	所有其他：包括 t（11；14）、t（6；14）、高二倍体

表 4-3　mSMART 3.0（2013 年）

分层	判断标准
高危	FISH：t（14；16）、t（14；20）、17p- 高危基因表达谱异常
中危	FISH：t（4；14）、13 染色体缺失以及低二倍体、浆细胞指数≥3％
标危	所有其他：包括 t（11；14）、t（6；14）

　　2013 年的 mSMART 3.0 根据荧光原位杂交（FISH）、基因表达谱（GEP）和浆细胞增殖指数（PCLI）等检测结果，将患者分为 3 组。高危组：伴有 del（17p）、t（14；16）、t（14；20）之一和/或 GEP 高危表达谱异常；中危组：伴有 t（4；14）、del（13）、亚二倍体和/或 PCLI≥3％；标危组为伴（或不伴）t（11；14）、t（6；14）及其他不符合高、中危组者。高危、中危、标危构成比为 20％、20％ 和 60％，中位总生存（overall survival，OS）时间分别为 3 年、4～5 年和 8～10 年。

　　2018 年，梅奥对 mSMART3.0（2013 年）进行了更新（表4-4），主要有两大要点。

　　（1）原中危组并入高危组，从原来的 3 个分层改为 2 个分层。这可能是基于中危组的治疗方案与高危组相同。

（2）高危组在原来的基础上加入了双打击和三打击的概念。这里将双/三打击定义为具有高危组中任意 2 个或 3 个染色体异常的患者。

表 4-4　mSMART 3.0（2018 年）

分层	判断标准
高危	t（14；16）、t（14；20）、17p- t（4；14）、p53 基因突变、1q＋ RISS Ⅲ S 期浆细胞指数增高 高危基因表达谱异常 双打击：任何 2 个高危因素 三打击：任何 3 个高危因素
标危	t（11；14）、t（6；14）、高二倍体

随着第二代蛋白酶体抑制剂、单克隆抗体、免疫调节剂的不断加入，MM 的预后因素也发生了相应变化。目前关于超高危 MM 的定义尚未达成全球共识，在梅奥的指南中，认为双打击/三打击（DH/TH）MM 患者具备高风险特征，需要最强的治疗方案。最常见的是 DH 是 t（4；14）和 17p-的组合，最常见的 TH 是 17p-、t（4；14）和 1q＋的异常。

除此之外，高增殖指数、髓外病变、浆细胞型白血病和 MM 中枢侵犯等均预示高危。新版分层方案试图区分出这部分患者，诸如卡非佐米作为一线治疗的患者、接受二次序贯移植的患者、接受双药维持治疗的患者或强化维持的患者。虽然目前尚未形成全球共识，但风险分层的目的都是为了找出无进展生存期（progression-free-survival，PFS）最短的那些患者，评估并确定最有效的治疗方法。对于初始反应率很高但 PFS 很短、高剂量烷化剂和干细胞移植收效甚微、反复进展、获得新的遗传学异常特别是 17p-或 TP53 双等位基因突变等患者，尤其需要新的策略。因此有必要在高危组的患者中提取更小的超高危亚组。想要解决的问题都是"什么导致了超高危疾病"的问题，1q 多拷贝的扩增是高危因素之一，流式检测外周血出现循环浆细胞数以及 LDH 升高也是高危因素之一，所以不同标准想要解决的问题是一样的。但很多医疗中心无法确定 1q 扩增的数目，只能确定是否出现扩增，所以仍需寻找能被 MM 医生广泛接受的通用定义。对比每3～4年更新一次的国际骨髓瘤工作组（international myeloma working group，IMWG）标准，mSMART 标准能够及时纳入治疗方案和预后标志物的更新信息。根据相关数据，1q＋更倾向于高危异常而并非 IMWG 的中危异常。

（三）其他遗传风险分层系统

SMART 系列危险分层系统纳入 FISH、PCLI、GEP 等多种技术手段，为预后及治疗提供更多信息和指导。但由于价格、技术普及性及标准化等原因，尚未广泛开展。目前已经提出了使用不同遗传异常的几种遗传风险分层系统，包括国际分期系统（international staging system，ISS）、D-S 分期系统（Durie-Salmon Staging system）、IMWG 和 mSMART 等分类，它们都具有重要的临床应用价值，相互之间并不重叠。未来随着对疾病认知的加深以及更多药物的研发，mSMART 会不断地更新及完善，有利于更好地指导患者的个体化用药。

第 5 章

多发性骨髓瘤的治疗

（一）多发性骨髓瘤治疗概况

不是所有的 MM 患者都需要治疗。一般情况下，无症状多发性骨髓瘤（sMM）患者，密切随访就行，无须治疗；高危型 sMM 患者，早期干预能从中获益，延缓疾病进展速度，建议早期干预治疗；症状性 MM 则必须治疗。治疗体系包括一般治疗、化疗（含新药方案治疗）、ASCT 治疗、生物靶向治疗、局部放疗等。

一般治疗是针对 MM 患者出现的症状进行对症支持治疗。贫血严重时，输注红细胞或必要时皮下注射促红细胞生成素治疗；高钙血症发生时等渗盐水水化、泼尼松、降钙素、双膦酸盐药物、原发病治疗；高尿酸血症时水化、别嘌呤醇口服；高黏滞血症则在必要时进行血浆置换可起到不错的效果；肾功能衰竭严重时则需要血液透析治疗；感染的治疗则需要联合应用抗生素治疗。

提起化疗，人们闻之色变，其不良反应严重，并发症较多，使人难以接受，但 MM 的化疗不同于传统化疗，目前针对 MM 的新药层出不穷，采用新药联合方案，可显著提高治疗效果，降低化疗的不良反应，给 MM 的治疗带来了新的希望。常用药物包括：①靶向药物。目前主要为蛋白酶体抑制剂（硼替佐米、伊沙佐米、卡非佐米）、免疫调节剂（沙利度胺、来那度胺或泊马度胺）和单抗类药物（CD38 单抗-达雷妥尤单抗、SLAMF7 单抗-埃罗妥珠单抗）三种。②传统化疗药物包括美法仑、阿霉素和环磷酰胺等。③糖皮质激素。如地塞米松、泼尼松等。已证明，含有蛋白酶体抑制剂/免疫调节剂新药的方案的疗效明显优于传统化疗方案。故 MM 患者应尽量采用包含蛋白酶体抑制剂/免疫调节剂新药的方案治疗，单抗类药物的联合应用则进一步提高了药物的疗效。局部放疗并不适用于所有 MM 患者，但对于髓外病灶、孤立性浆细胞瘤、局部骨痛及有脊髓压迫症状者，局部放疗也会起到一定的作用。

近年来，随着新药不断问世及检测手段的提高，MM 的诊断和治疗得以不断改进和完善。尤其是初发患者，如果得到及时有效规范的治疗，往往能够得到更好的预后，目前我国 MM 患者的总生存期已经达到了 5～7 年。那么，对于新确诊 MM 患者，到底该如何治疗呢?

对于初治的 MM 患者，其治疗过程主要包括诱导治疗、自体造血干细胞移植（autologous hematopoietic stem cell transplantation，ASCT）、巩固和维持治疗。

尽管 MM 目前仍无法治愈，但是随着新型治疗方式的不断应用，患者的生存期获得了显著的提升。从 20 世纪 90 年代至今，MM 的治疗历程发生了比较大的改变。在 20 世纪 90 年代之前，MM 只能采用传统治疗方法，那时患者生存期大概在 33 个月。如今针对骨髓瘤的很多治疗方法应运而生，ASCT 治疗、免疫调节剂、蛋白酶体抑制剂等一系列新药或方式的应用，尤其是这些新药与ASCT 结合的整体治疗方案，大大提高了患者的生存率和生存质量。

对于 65 岁以上的 MM 患者，虽然年龄不是移植的禁忌证，但部分患者因合并严重基础疾病等原因不适合进行 ASCT 治疗，采用"传统化疗-含来那度胺方案-含硼替佐米方案的阶梯治疗"策略，这部分患者生存期也得到明显延长。

MM 的维持治疗，需要像高血压、糖尿病等慢性疾病一样，既要规律服药，也要定期复查，及时发现疾病状态变化，以便调

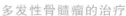

整治疗方案。MM 维持治疗期间不像其他肿瘤要做很强的化疗。通过规范治疗，MM 患者有望实现将 MM 从恶性肿瘤变成一种慢性病来治疗。

（二）治疗期间的注意事项

（1）注意有无神经病变的症状，如果出现新的或者加重的周围神经病变症状，请立即向您的主治医师求助。

（2）若出现骨痛的症状，应减少活动，转移注意力，局部热敷、轻柔按摩。必要时向您的主治医师求助给予药物镇痛。

（3）预防骨折发生。除了脊柱压缩性骨折或盆骨骨折的情况下需要卧床休息外，应当适度活动，以防止骨质进一步疏松。注意创造安全舒适的锻炼环境，减少障碍物，地面防滑，保持行动平缓，不可负重，预防突发性撞击。下肢骨损害严重时应使用手杖，腰痛或脊髓受损的可使用腰托。此外，最好睡硬板床，冬季盖被不可过重、过紧。路途运送时应采取卧位，防止颠簸。

（4）卧床时应注意卫生，在家属协助下 1～2 h 翻身一次，定期做下肢按摩，防止肌肉萎缩，预防发生静脉血栓。病情允许时可以进行适当活动，预防腰痛后遗症。在可以忍受的限度内进行轻度的活动。

（5）合理饮食，保证营养供给，补充高蛋白、高纤维素、营养丰富、柔软易消化的饮食。保证足够的水分，多进食水果、蔬菜和纤维含量高的食物，预防便秘的发生。勿食过硬、带骨刺的食物，以免损伤牙龈，引起口腔黏膜出血。不宜饮用浓茶、咖啡，避免辛辣刺激的食物。

（6）预防感染。保持室内空气流动，勤消毒。保持良好的生活卫生习惯，不要与患有感冒的人接触。长期卧位易引起坠积性肺炎，应在家人的协助下及时翻身拍背、更换卧位。三餐后漱口，预防口腔感染。

（7）出院后，遵照医嘱按时按量用药，用药期间出现任何不良反应及时与医生、护士取得联系。在家属的监督下按照要求定期复查、随访，具体见图 5-1。

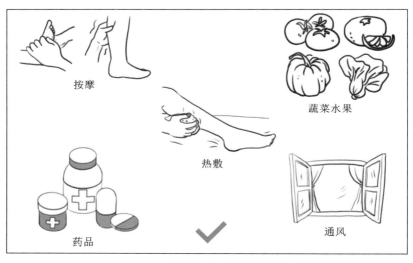

按摩

蔬菜水果

热敷

药品

通风

图 5-1　MM 患者治疗期间的注意事项

MM 是一种无法治愈的疾病，化疗、放疗及 ASCT 治疗都只能尽量减少骨髓中的恶性浆细胞，而不可能完全消除，尽可能地延长生存期及改善生存质量是治疗的主要目标。

（三）多发性骨髓瘤患者需要持续治疗

初始的诱导治疗联合或不联合 ASCT 治疗可以降低肿瘤负荷，从而延长 MM 患者的无进展生存（PFS）和总生存期（OS），但是大部分患者不可避免终会复发。达到最深程度缓解和保持持续缓解状态是 MM 患者治疗的两个重要目标。持续治疗是从初始诱导治疗开始，到巩固治疗，最后过渡到维持治疗的一整个过程，而不是一旦疾病缓解就停止治疗（视频 5-1）。

MM 治疗相关内容还可参考视频 5-2、视频 5-3。

视频 5-1　　　　　　视频 5-2　　　　　　视频 5-3

第 6 章

新诊断多发性骨髓瘤的治疗

（一）新诊断多发性骨髓瘤的治疗目标和原则

1. 新诊断多发性骨髓瘤（newly diagnosed multiple myeloma，NDMM）的治疗目标

1）延长总生存期。

2）缓解症状。

3）减少或延缓终末器官损伤。

4）保持生活质量。

2. NDMM 的治疗原则

1）sMM：暂不推荐治疗，高危 sMM 可根据患者意愿进行综合考虑或进入临床试验。

2）孤立性浆细胞瘤的治疗：无论是骨型还是骨外型浆细胞瘤，首选对受累处进行放疗（≥45 Gy），如有必要则行手术治疗。疾病进展至 MM 者，按 MM 治疗。MM 如有 CRAB 或 SLiM 表现，需要启动治疗。如年龄≤65 岁，体能状况好，或虽>65 岁但全身体能状态评分良好的患者，经有效的诱导治疗后，应将 ASCT 作为首选。诱导后主张早期序贯 ASCT，特别是对中高危的患者，早期序贯 ASCT 意义更为重要。不适合接受 ASCT 的患者，如诱导方案有效，建议继续使用有效方案至最大疗效，随后进入维持阶段治疗。维持治疗可选择泊马度胺、来那度胺、硼替佐米、伊沙佐米、沙利度胺等。对于有高危因素的患者，主张用含蛋白酶体抑制剂的方案进行维持治疗 2 年或以上。高危患者建议两药联用，不可单独使用沙利度胺。

（二）适合移植新诊断多发性骨髓瘤的治疗

KRd（卡非佐米＋来那度胺＋地塞米松）诱导治疗序贯ASCT 可延长≤65 岁 NDMM 患者的 PFS；在传统三药诱导方案上加入 CD38 单抗可以提高诱导后的缓解深度；长期随访显示，移植可带来生存获益，早期 ASCT 可延长 PFS 和至下次治疗时间（TTNT），≥70 岁老年患者行 ASCT 具有良好的 PFS 和 OS；现有研究数据表明，D-RVd（CD38 单抗 DARA＋来那度胺＋硼替佐米＋地塞米松）组巩固/维持治疗后较 RVd（来那度胺＋硼替佐米＋地塞米松）组安全缓释率增加 21％，严格意义的完全缓释率增加 16.2％，微小残留病灶阴性率增加 35.3％。

（三）不适合移植新诊断多发性骨髓瘤的治疗

RVd（来那度胺＋硼替佐米＋地塞米松）治疗仍是目前NCCN 指南中治疗不可移植 NDMM 的 I 类推荐方案，IRd（伊沙佐米＋来那度胺＋地塞米松）虽然延长了患者的 PFS，但两组差异无统计学意义；D-Rd（DARA＋来那度胺＋地塞米松）显示出优越的 PFS 获益和更深、更持久的缓解；D-VMP（DARA＋硼替佐米＋美法仑＋泼尼松）可以带来 OS 的获益。

早期 ASCT 可以给患者带来生存获益，≥70 岁老年患者行ASCT 与较年轻患者（60～69 岁）具有相似的 PFS；ASCT 前患者疾病缓解深度对整体预后具有一定的指导意义；GRIFFEN 研究和 CASSIOPEIA 研究中，传统方案加入 DARA，可以提高缓解深度；RVd 治疗仍是目前指南中治疗不可移植 NDMM 的 I 类推荐方案；D-Rd、D-VMP 相比其他治疗方案可以带来更好的 PFS和 OS 获益。

第7章
特殊多发性骨髓瘤患者的诊疗

MM 患者具有复杂的异质性，分为患者间和肿瘤内异质性，克服肿瘤内异质性是治愈 MM 的先决条件，应针对不同患者进行个体化治疗。

（1）患者间异质性：指患者之间肿瘤特征的变化。

（2）肿瘤内异质性：其特征在于一种肿瘤内的分子差异。

治疗方案的选择需要考虑患者间异质性，包括多种因素：年龄/虚弱状态、细胞遗传学高危、器官损害。

（一）老年/虚弱患者

1. 背景介绍

MM 属于中老年疾病，发病率随年龄增长而增加，西方国家的发病年龄高峰为 65～74 岁，诊断时的中位年龄为 69 岁。

根据中国医学科学院血液病医院的 432 例 MM 患者的统计数据，我国 MM 的发病年龄高峰为 55～65 岁，中位发病年龄为 57 岁，较西方国家早发病 10 年。

在 IMWG 老年人身心健康评估（geriatric assessment，GA）中，MM 患者的虚弱评分综合了年龄及 3 种工具：Charlson 并发症指数（CCI）、Katz 日常生活活动（ADL）、Lawton 日常生活工具活动（IADL），并经 ISS 分期、染色体异常及治疗校正。

IMWG 将年龄在 80 岁以上的任何患者均归为身体虚弱，无论其健康状况如何。在这个亚组中，老年评估和虚弱评估的价值仍然不清楚。研究纳入 8 298 例 MM 患者，诊断时年龄≥80 岁的有 1 144 例（13.5%），研究终点为无进展生存期（PFS）和总体生存期（OS）。年龄≥80 岁且体力状况 ECOG 评分为 0 的患者的 3 年 PFS（36.8% vs 33.1%；$P=0.66$）和 3 年 OS（61.8% vs 65.2%；$P=0.50$）与 75～79 岁且 ECOG 评分为 0 的患者相似。

2. 老年/虚弱患者能否进行自体干细胞移植

2020 中国 MM 指南推荐：年龄≤65 岁，体能状况好，或虽＞65 岁但全身体能状态评分良好的患者，经有效的诱导治疗后，应将 ASCT 作为首选。

2017 ESMO MM 指南推荐：＜65 岁或临床状况良好的＜70 岁的健康患者，诱导治疗后，ASCT 大剂量治疗是标准治疗。

美国相关研究推荐：初步研究表明，ASCT 可在中位年龄为 65～70 岁的 MM 患者中安全进行；70 岁以上的患者，不应被排除在最有效的治疗方式（ASCT）之外。

3. 如何进行治疗药物方案的选择

老年人群中进行全面的虚弱和个性化决策是有必要的，影响 NDMM 老年患者（65～75 岁）ASCT 治疗选择的决策因素是复杂的；老年 NDMM 患者中，接受三药联合能更好地提高生存率。

（二）细胞遗传学高危多发性骨髓瘤患者

1. 流行病学数据

梅奥诊所发表的一项纳入 989 例 MM 患者的病例研究表明：国外 MM 患者中具有高风险细胞遗传学的患者比例为 15%。上海长征医院的 412 例 MM 患者的数据表明：我国 MM 患者中具有高风险细胞遗传学的比例达到 27%。染色体高度不稳定及复杂的遗传学异常为影响 MM 预后的最主要的因素。

2. 如何进行治疗方案的选择

基于细胞遗传学单因素分析的 R2-ISS 可能成为未来新的分层标准。高危 RRMM 患者治疗方案中，SVd 方案（塞利尼索＋硼替佐米＋地塞米松）、美法仑＋地塞米松均显示在特定的高危人群中有效。2020 年 *JAMA Oncology* 发表的荟萃分析结果显示：标准治疗基础上加入达雷妥尤单抗，明显增加了标危及高危 NDMM 和 RRMM 患者的 PFS 获益。

（三）器官损害：心/肾功能不全患者

1. 骨髓瘤伴心/肾功能不全患者的临床管理

1) 心功能不全：MM 患者的心脏不良事件发生率更高。硼替佐米不增加心脏毒性的风险：6 项硼替佐米 RCT 显示，硼替佐米所有等级心脏毒性的合并比值比为 1.15，$P=0.41$。卡非佐米心血管不良事件较常见：24 项前瞻性临床试验中，总共 2 594 例 MM 患者接受了卡非佐米治疗。在这些患者中评估了各种心血管不良事件（CVAE），617 例（18.1%）患者报告了所有等级 CVAE，274 例（8.2%）患者观察到≥3 级 CVAE。

2) 肾功能不全：在 MM 患者初诊或在病程的不同时期，发生肾功能损伤的比例为 20%～50%。约半数患者肾功能可完全逆转，其余可演化为不同程度的肾功能损伤。12%～20%的患者会发展为急性肾功能衰竭（ARF），尽管严重的肾损害仍与早期死亡风险升高相关，但新型抗骨髓瘤药物可显著提升合并肾损害的 MM 患者的生存率。

2. 如何进行治疗方案的选择

老年人群中进行全面的虚弱和个性化决策是有必要的。老年 NDMM 患者中，接受三药联合能更好地提高生存率。无论患者多大年龄，基于达雷妥尤单抗的方案在复发性或难治性 MM 中均有效且耐受性良好；在高危 RRMM 患者新型药物治疗方案中，SVd、美法仑＋地塞米松均显示在特定的高危人群中有效。达雷妥尤单抗的联合方案在高危 NDMM 和 RRMM 患者中均获益显著；达雷妥尤单抗联合 Kd（卡非佐米＋地塞米松）可保持已接受 1～3 个疗程治疗的 RRMM 患者的心脏收缩功能。达雷妥尤单抗的使用在 MM 伴肾功能不全患者中显示出良好的疗效和安全性。

第 8 章

多发性骨髓瘤骨病的药物治疗

MM 患者通常伴有不同程度的骨质破坏，具体表现为溶骨性破坏、顽固性疼痛、病理性骨折、脊柱不稳以及脊髓神经受压等。由该疾病导致的骨骼形态及骨质改变称为多发性骨髓瘤骨病（multiple myeloma bone disease，MMBD）。MMBD 在 MM 患者中的发生率高达 80％以上，是由于成骨细胞和破骨细胞活性失衡所致。骨骼疼痛、病理性骨折和骨骼肿物是骨病的主要症状，严重影响了患者的生活质量。

（一）多发性骨髓瘤骨病的治疗方式

MMBD 的治疗手段包括化疗、双膦酸盐类药物治疗、地舒单抗治疗、局部放疗、手术治疗、止痛等方面。本章重点介绍 MMBD 常见治疗药物双膦酸盐和患者对骨痛的应对。

（二）多发性骨髓瘤骨病双膦酸盐药物治疗

按照国际骨髓瘤工作组（IMWG）的推荐，所有有指征需接受抗骨髓瘤治疗的 MM 患者，无论是否存在骨病变，均应常规接受双膦酸盐治疗，只有这样才能使骨髓瘤骨病减少和获得长期无病生存。那么双膦酸盐类药物主要有哪些呢？应该如何使用？要用多长时间？我们来看指南怎么说。

双膦酸盐的发展历时 100 年，应用于临床治疗已经 40 多年了，已经上市的双膦酸盐种类繁多。

第一代：不含氮双膦酸盐，包括依替膦酸、氯屈膦酸、替鲁膦酸。第二代：含氮双膦酸盐，包括帕米膦酸、阿仑膦酸。第三代：具杂环结构的含氮双膦酸盐，包括利塞膦酸、唑来膦酸。建议从 MMBD 确诊后就开始使用，一般前 6 个月每月使用 1 次，以后可根据病情适当延长应用的间歇期。总疗程建议持续 2 年以上，直至出现明显副作用或患者体力明显下降。目前在 MM 的临床治疗中，第二代帕米膦酸和第三代唑来膦酸使用较多，使用时应综合考虑。

使用双膦酸盐常见不良反应有感冒样症状（发热、关节痛、肌痛等）、胃肠道反应、贫血等，尤其应注意肾毒性和颌骨坏死（ONJ）的可能性。

（三）多发性骨髓瘤骨病镇痛治疗

骨痛严重影响 MM 患者的生活质量，约 70% MM 患者会出现骨痛。患者常因疼痛彻夜不眠，精神萎靡不振，影响患者治疗信心，甚至放弃治疗的希望。

当患者无法忍受自己的疼痛时，想到的必定是镇痛药，那么当出现骨骼疼痛时可以使用镇痛药吗？应该服用哪些镇痛药物？镇痛药可以长期服用吗？

答案是可使用止痛药物治疗，但尽量避免使用或要小心使用非甾体消炎药。根据 WHO 镇痛药物使用原则，按三阶梯镇痛原则选择药物。第一阶梯：非阿片类药物，如阿司匹林、对乙酰氨基酚等。第二阶梯：弱阿片类镇痛药，适用于非阿片类药物不能满足止痛效果者。第三阶梯：强阿片类镇痛药物，如吗啡，强阿片类镇痛药是治疗中度和重度癌痛的药物。当弱阿片类药物、非阿片类药物镇痛效果差或不能选用时，可选用此类药物镇痛。应用止痛药物必须按方案进行，在医师指导下进行，切不可自行长期服用。

一般 MM 患者骨痛的程度与肿瘤负荷相关。因此改善骨痛的关键在于降低骨髓瘤负荷，所以需积极通过化疗联合靶向药物治疗控制疾病，如果化疗有效，骨痛就可以得到控制及缓解。骨痛缓解后需要继续巩固维持治疗。同时指南指出：所有有指征需接受抗骨髓瘤治疗的 MM 患者，无论是否存在骨病变，都应接受双膦酸盐治疗，只有这样才能使骨髓瘤骨病减少和获得长期无病生存，并能有效缓解患者骨痛症状，提高患者生活质量。

第 9 章

多发性骨髓瘤骨病的外科治疗

部分 MMBD 患者的顽固性骨痛、病理性骨折、脊柱失稳、神经压迫甚至截瘫等难以通过保守治疗得到明显改善，这严重影响了患者的生存质量。外科治疗对缓解 MMBD 患者顽固性病痛、提高生活质量和远期生存率有着积极的意义，是 MMBD 患者治疗中一种不可或缺的手段。外科治疗的目的不是根治 MM，而是以缓解症状、提高患者生活质量为重点，以通过手术干预治疗潜在的或已经发生的严重骨质损害如病理性骨折、脊柱失稳等为目的，解除脊髓与神经根的压迫，清除溶骨性病灶，缓解顽固性骨痛，重建骨的结构以及脊柱的稳定性，尽可能保证患者在生存期内局部无须进行二次手术，同时为患者后续的治疗创造有利的条件。

（一）多发性骨髓瘤的外科治疗适应证

有以下临床表现的 MMBD 患者应考虑行外科手术治疗：①脊柱不稳以及病理性骨折或伴有病理性骨折的高危风险因素；②神经功能进行性损害或淀粉样病变所致的神经损害；③药物和放疗等保守治疗无明显缓解的顽固性骨痛；④四肢与脊柱软组织浆细胞瘤；⑤为孤立性病变提供病理诊断；⑥骨孤立性浆细胞瘤；⑦局部巨大包块等。

（二）多发性骨髓瘤的外科治疗方式

目前 MMBD 的外科治疗根据病变部位的不同主要有以下方式。

1. MM 脊柱手术

大多数累及脊柱的 MM 患者，在接受系统放疗、化疗或唑来膦酸等内科药物治疗后，胸背部疼痛的症状会有不同程度的缓解。但是，如果椎体压缩非常严重和脊柱失稳导致的疼痛，内科治疗和放疗就难以奏效，而当碎骨折块、肿瘤和脊柱软组织包块压迫到脊髓和神经根时，可能会出现更为严重的疼痛，甚至发展为截瘫。当这些情况出现时，患者应及时咨询骨科医师，并接受相应的外科治疗。外科治疗主要包括微创手术和开放手术，可以单独或联合使用。

1）脊柱微创手术治疗：主要指椎体成形术，包括经皮椎体成形术（percutaneous vertebroplasty，PVP）和经皮后凸椎体成形术（percutaneous kyphoplasty，PKP），主要适用于 MM 脊柱椎体溶骨性破坏位于椎体内，但未破坏骨皮质（主要为椎体后方的骨皮质），伴或不伴病理性压缩骨折且不伴有脊髓压迫症的患者。PVP 和 PKP 均可以达到立即止痛，稳定椎体的目的。此类手术优势在于手术操作简单，一般在局麻下完成，创伤较小，术后恢复快，对于高龄、全身状况不佳的 MM 患者依然适用。

2）脊柱开放性手术治疗：开放手术较微创手术有一定优势，一方面，能够较完整地切除瘤体，解除神经及脊髓的压迫，同时能够通过植入物或内固定装置恢复脊柱的稳定性；另一方面，切除瘤体在一定程度上降低了机体的肿瘤负荷量，从而使机体对化疗药物更加敏感。开放手术主要应用于瘤灶突破椎体皮质或侵犯椎体附件的患者，此类患者若采用椎体成形术易导致骨水泥渗漏及病灶处理不全，因此，应采用开放性手术治疗。

3）除了上述单纯的脊柱微创或开放手术外，根据患者的具体情况，还可以将开放性外科手术与微创外科手术联合应用，这样可以最大限度地发挥二者的优势。一方面，既可以扩大多发椎体破坏的手术适应证、保证手术效果；另一方面，又可以尽量缩小手术的范围，减少术中出血量及并发症的发生率，有助于缩短患者术后恢复时间，主要适用于脊柱多发病灶的 MMBD 患者。

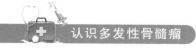

2. MM 四肢长骨手术

一般是指开放性外科手术，对于四肢的病理性骨折，手术治疗要优于传统的放疗和化疗。其对治疗四肢长骨病理性骨折疗效确切，能够快速有效地缓解顽固性疼痛，重建骨的结构，从而恢复肢体功能，提高生活质量。手术根据病灶的不同部位和范围选用病灶切除或者病灶刮除，使用骨水泥填充缺损处，再根据具体情况选用不同的内固定方式。另根据病变部位和肢体功能的需求，可合并选用长骨瘤段截除或关节置换等术式。对于病理性骨折风险较大的患者，虽暂时还未发生骨折，但仍然有必要采取预防性内固定或支具保护。

3. MM 骨盆手术

约 6% 的 MM 患者会出现骨盆溶骨性破坏。如伴发病理性骨折，累及髋臼和骶髂关节时会影响患者生活质量，可行病变切除或刮除、骨水泥填充，同时行骶髂关节内固定和髋臼重建。对于髂骨、坐骨及耻骨部位的病灶，如不影响骨盆环的完整性，则无须进行内固定重建，可直接行病灶切除或刮除、骨水泥填充。骶骨骨髓瘤易造成顽固性疼痛和大小便障碍，该类患者更应该积极地接受手术治疗。

4. MM 合并巨大肿块型髓外浆细胞瘤的治疗

MM 合并巨大肿块型髓外浆细胞瘤，放疗、化疗的效果往往不佳，而手术切除瘤体可以直接减小肿瘤负荷以及解除继发的神经、血管压迫，减轻疼痛等。手术一般按照骨与软组织恶性肿瘤的手术原则进行扩大切除，需要尽可能彻底地切除肿瘤，但也必须保护好累及的重要神经、血管及脏器。

5. 骨孤立性浆细胞瘤

NCCN 指南推荐放疗和手术治疗孤立性浆细胞骨髓瘤。很多骨孤立性浆细胞瘤会进展成为 MM，这部分患者由于全身病灶分布广泛而不适合接受广泛或根治性切除手术。但是，低危的骨孤立性浆细胞瘤病灶一般比较局限，易于切除，若能早期发现和治

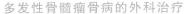

疗，预后较好。因此，这部分患者可行扩大或边缘切除术切除全部病灶，切除后再通过充分的放疗，则很有可能被局部治愈。总之，骨孤立性浆细胞瘤患者应早期就诊，由经验丰富的血液科医师对病情进行筛查和评估，以便适时接受相关的外科治疗。

6. 四肢及脊柱髓外软组织浆细胞瘤

四肢及脊柱髓外软组织浆细胞瘤的外科治疗原则上首选扩大切除，其次边缘切除，术后辅以放疗。对于切除有困难的患者可行单纯放疗或放疗后手术。

7. 神经卡压症的治疗

MM 合并淀粉样病变导致的神经卡压症建议手术治疗。手术松解神经可缓解疼痛，恢复神经功能。手术主要操作包括去除致压物，松解神经。随访结果显示早期进行手术疗效较为确切。对于 MM 颅骨病变压迫脑组织的患者，也有必要接受相应的外科治疗。

8. 病理活检手术

临床上，对于未确诊或难以确诊的 MM 患者，外科活检明确诊断也是一种可行方法。主要包括穿刺活检和开放活检，术式的选用根据部位及病情决定。原则上选择病变典型、创伤小、易操作、远离重要血管神经、对后续诊治影响小的部位。

目前，MMBD 严格掌握手术指征的多学科协作模式已得到了专家的共识，多学科协作团队模式的开展在 MM 综合治疗中也成为主流。其中局部外科手术在 MMBD 急性并发症（病理性骨折、脊柱不稳和脊髓压迫症等）的治疗中发挥着重要作用，绝大部分患者顽固性疼痛得到缓解，肢体功能得到明显地改善，而且并发症的发生率低，部分术前依靠支具行走的患者术后甚至可以摆脱支具行走，这直接地改善了患者长期生活质量。还需要强调的是，MMBD 患者术后仍然需要进行规范放疗、化疗、免疫治疗等后续治疗，以提高生存质量以及延长无进展生存期和总生存期。

第 ⑩ 章

认识多发性骨髓瘤 "移植"

（一）什么是移植

"移植"对于绝大多数的患者来说是一个陌生而又"高大上"的字眼，也是确诊 MM 患者会从医生、病友口中经常听到的高频词汇，往往又伴随着许多的疑问：

有 MM 病友做移植了，我能不能做？

"移植"听着挺吓人的，到底怎么做？

做完"移植"，MM 就痊愈了吗？

很多很多类似的问题……

"移植"包括同种异体移植和自体移植，在 MM 治疗中通常是指"自体造血干细胞移植（ASCT）"，简单来说就是用自身健康细胞替换骨髓中的异常或缺失的细胞，通过将正常的造血干细胞输入，重建患者的造血功能和免疫功能。

（二）哪些人适合做移植

指南推荐年龄≤65 岁，体能状况好，或虽年龄＞65 岁但全身体能状态评分良好的患者，经有效的诱导治疗后，应将 ASCT 治疗作为首选。年轻、高危患者可考虑异基因造血干细胞移植。肾功能不全及老年患者并非移植禁忌证，年龄、体能及基础疾病情况决定其移植条件的合适性，建议进行完善的体能状态评估，若符合移植条件，尽早移植。目前国内移植的比例低于国外。

（三）自体造血干细胞移植流程

自体造血干细胞移植流程主要包括造血干细胞动员、采集与

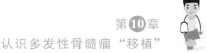

冻存；预处理（大剂量放疗/化疗）；造血干细胞回输，造血和免疫重建。具体移植流程见图 10-1。

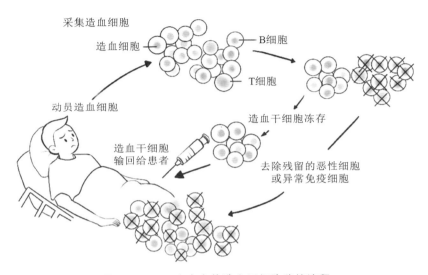

图 10-1　MM 患者自体造血干细胞移植流程

（1）诱导治疗：国内指南及美国 NCCN 指南均推荐靶向治疗药物以硼替佐米及来那度胺等为基础的联合方案，杀灭患者体内的 MM 细胞，快速降低肿瘤负荷。

（2）动员：化疗药物如环磷酰胺等应用，集落刺激因子促进干细胞的生长，约 10 d 之后采集细胞。

（3）采集：血细胞单采包括分离外周干细胞，再将其余的血液回输，整个过程 4～5 h。

（4）预处理：摧毁 MM 细胞。

（5）移植：通过中心静脉导管将之前患者体内采集的干细胞移植入患者体内。

（6）植入：移植的干细胞通过血流定居到骨髓中并开始产生新的白细胞、红细胞和血小板，这个过程称为植入。植入通常在移植后的 2～4 周，新的骨髓需几个月才可完全发挥功能。因此，此段时间内人体免疫防御力较低，容易发生感染与出血。所以建议在清洁的环境内生活一段时间，避免去人多封闭的场所，避免感染，等待免疫功能的恢复。天气适宜的时候出去走走，逐渐适应环境。

既往研究表明，ASCT 治疗可提高 MM 治疗反应深度和反应率，并可转化为无进展生存期（PFS）和总生存期（OS）的获益。随着 MM 治疗方式的发展，新药的不断问世，在现代治疗条件下，ASCT 治疗仍有更多获益，其疗效不容置疑。经过 1 次 ASCT 治疗，疾病控制率几近 100％，近 1/3 患者获得完全缓解，预估中位 PFS 为 18 个月至 2 年。自体造血干细胞的安全性也有很大改善，治疗相关死亡率＜1％，移植后的毒性也易于管理。鉴于此，虽然 MM 目前仍无法治愈，但是自体造血干细胞这种治疗手段是获得长期生存的一条有效途径。

移植后还需进入维持治疗阶段。目前，我国 MM 诊治指南推荐维持治疗阶段选用来那度胺、硼替佐米或其他药物单药，或联合糖皮质激素。维持治疗可以延长疗效持续时间及疾病的无进展生存时间，有助于提高生活质量。

相关内容可参考视频 10-1。

视频 10-1

第11章
多发性骨髓瘤患者移植后的注意事项

MM 的出现在我们的日常生活当中不是特别的少见，很多人都被这个疾病所困扰着，对于 MM 治疗后注意事项与预防，很多人对此都不是特别了解，让我们一起来看一看它的相关内容介绍吧！

MM 经自体造血干细胞移植后，并不意味患者可以高枕无忧，而是应该进一步巩固疗效，保持身体的健康。

MM 患者自体造血干细胞移植后的注意事项主要包括以下几点。

（一）适当锻炼

移植后的患者不但免疫力低下，大部分还会出现双下肢肌肉略有萎缩的情况，因此应先室内后室外，循序渐进地增加活动量，以恢复体力，增强抵抗力。调整好心态，保持乐观情绪，与其他患者多沟通治疗心得、体会，交流经验，参加各种专题活动、相互鼓励。劳逸结合，保证充足睡眠，对患者尤为重要，同时加强体育锻炼（图 11-1）。

（二）按时复查

为了随时掌握自己的病情，做到心中有数，患者应遵医嘱定期到医院复查血常规及生化指标。我们常规建议，出院 1 周后复查血常规和生化全项，1 个月后复查血常规、生化全项、M 蛋白鉴定及免疫固定电泳、血清游离轻链（相关检查项目由您的主管医师视病情酌情安排），移植后半年、1 年、2 年都要回做移植的

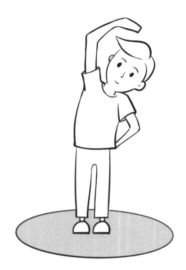
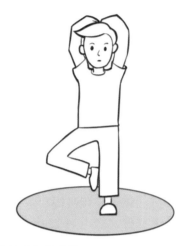

图 11-1　MM 患者自体移植后加强锻炼

医院进行全面复查，听取医生意见。如果有任何不舒服（如皮疹、感冒、发热、腹泻），一定要及时到做移植的医院，在医生的指导下进行治疗。病情稳定后才可以去其他医院定期复查。

（三）营养补充，清淡饮食

患者在接受 ASCT 治疗的过程中，能量消耗比较大。大部分患者会出现一定程度的营养不良、体质下降，要合理饮食，保证营养供给，注意多摄入高热量、高蛋白、高维生素饮食，建议考虑以清淡饮食为主，避免刺激、油腻食物，减少胃肠道反应；少量多餐，根据您的口味，调整食物的色香味；多吃健康、营养食物，例如蛋白质、纤维素和维生素丰富的鱼类、海鲜、蛋类和新鲜蔬菜水果。保证足够的水分，预防便秘的发生。不宜饮用咖啡、浓茶。饮食选择见图 11-2。

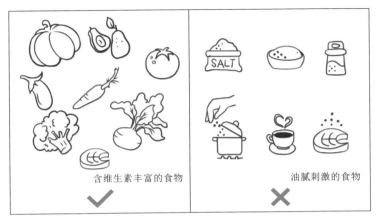

含维生素丰富的食物	油腻刺激的食物
✓	✗

图 11-2　MM 患者自体移植后的饮食选择

(四) 居住环境

保持室内空气新鲜，每天早晚开窗通风各 30 min，减少家庭聚会。移植后半年内或白细胞计数低于正常时，外出时记得必须戴口罩。为避免细菌繁殖，喜爱宠物的患者从自身健康的角度考虑，必须割爱。居住环境的选择见图 11-3。

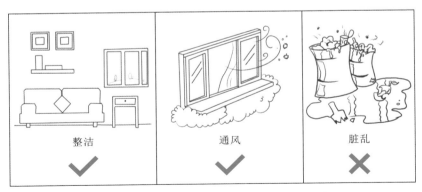

整洁	通风	脏乱
✓	✓	✗

图 11-3　MM 患者自体移植后居住环境的选择

（五）预防感染

MM 自体造血干细胞移植患者的造血功能重建后，免疫系统会逐渐重建，但是一般需要 1 年甚至更久，在这期间有一个敏感期，复发率较高，重点就是预防感染，患者要注意卫生，保持室内空气流通，勤消毒。保持良好的生活习惯，不要与患有感冒的人接触。三餐后漱口，预防口腔感染。尽量不吃生冷食物，注意保暖，以免感冒或感染其他疾病。避免去公共场所，尽量待在比较干净的环境里。预防感染的措施见图 11-4。

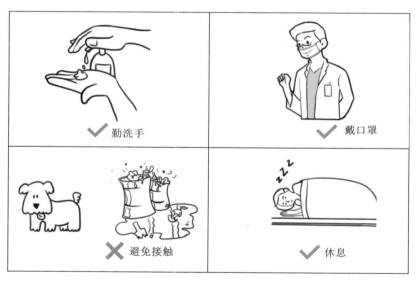

图 11-4　MM 患者自体移植后预防感染措施

第 ⑫ 章

多发性骨髓瘤复发了该如何应对

临床中会有患者反馈：感觉治疗没有效果了，又像最初患病时那样，腰背疼得厉害，血常规检查再次出现贫血的一些改变，这时需要根据检查结果判断是不是 MM 复发了！

（一）多发性骨髓瘤复发的定义

MM 复发是指血清 M 蛋白水平的绝对值升高≥8 g/L，并且尿轻链增加、绝对值≥200 mg/24h、骨髓浆细胞比例升高≥35%（绝对值增加≥10%），出现新的浆细胞瘤或原有的短径≥1 cm 的病变其长轴增加≥50%。

MM 早期复发如果没有症状则不需要治疗，有症状的临床复发需要立即接受治疗！

（二）多发性骨髓瘤临床复发启动治疗的特征

（1）出现新的骨病变或软组织浆细胞肿瘤。

（2）已存在的骨病变或软组织浆细胞瘤≥50%。

（3）高钙血症。

（4）血红蛋白降低≥2 g/dL，或降低至＜10 mg/dL。

（5）血清肌酐升高≥2 mg/dL 或更高（≥177 mmol/L）。

（6）需要治疗的高黏滞综合征。

（三）多发性骨髓瘤临床复发后治疗方案的选择

NCCN 指南推荐 MM 临床复发后治疗方案的选择如下。

（1）对于 6 个月内复发的患者，可换用其他作用机制的药物

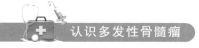

联合方案。

（2）对于 6～12 个月复发的患者，首选换用其他作用机制的药物联合，也可使用原药物再治疗。

（3）对于 12 个月以上复发的患者，可使用原方案再诱导治疗，也可换用其他作用机制的药物方案。

（四）目前使用药物

（1）蛋白酶体抑制剂：包括硼替佐米、伊沙佐米。

（2）免疫调节剂：泊马度胺、来那度胺、沙利度胺。

（3）脂质体阿霉素等化疗药。

复发患者的药物选择要根据自身情况，除了药物的疗效，还要考虑患者的自身身体功能、药物的不良反应等，需要临床医生根据每个患者的个体情况制定相应的治疗方案。

（五）复发难治的多发性骨髓瘤免疫治疗研究进展

尽管目前 MM 患者的新兴治疗取得一定进展，但当可用疗法用尽时，患者临床结果将会很差，复发难治的多发性骨髓瘤（relapsed refractory multiple myeloma，RRMM）患者的中位总生存期为 6～11 个月。免疫治疗是一种较新的治疗方法，关于 RRMM 的治疗研究进展如下。

1. 靶向 CD38 单抗

1）首个达雷妥尤单抗（DARA）皮下注射联合疗法的Ⅲ期研究中，D-Pd（DARA 联合硼替佐米、地塞米松）对比 Pd（硼替佐米、地塞米松）治疗至少接受过一线治疗的 RRMM 患者，显著降低了 37％的患者疾病进展或死亡风险。

2）对比 Pd 方案单用，D-Pd 缓解深度显著增加，包括高于 6 倍的完全缓解率和高于 4 倍的微小病灶残留率。

3）在来那度胺难治患者中，D-Pd 获得更长的 PFS。

4）D-Pd 具有可控的安全特征，与 DARA 皮下注射和 Pd 方案单用安全特征一致，无新的安全顾虑出现。

5）输液反应率低，用药持续时间短，可为患者提升便利性，降低治疗负担。

2. CAR-T 疗法

CAR-T 疗法是指通过基因修饰技术，将带有特异性抗原识别结构域及 T 细胞激活信号的遗传物质转入 T 细胞，使 T 细胞可以识别并直接结合肿瘤细胞表面的特异性抗原继而进入被激活状态。之后 T 细胞一方面直接杀伤肿瘤细胞，另一方面通过释放细胞因子，募集人体内源性免疫细胞来杀伤肿瘤细胞。同时，还可形成免疫记忆 T 细胞，从而获得特异性、长效性的抗肿瘤机制。CAR-T 疗法已在白血病中得到良好应用，于是科学家们设想其能够治疗包括血液系统肿瘤在内的其他许多恶性疾病，且已开始积极研究。过去 5 年中，与 CAR-T 疗法相关的科学研究呈井喷式增长，美国、中国均处于世界领先地位。

1）CAR-T 治疗流程：CAR-T 治疗流程主要分为五步。

（1）分离：通过仪器从患者外周血中分离纯化出自身 T 细胞。

（2）修饰：T 细胞激活后，利用基因工程将能特异识别肿瘤细胞的 CAR 结构转入 T 细胞。

（3）扩增：体外培养，大量扩增 CAR-T 细胞至治疗所需剂量，一般为十亿至百亿级别（根据患者体重和治疗周期决定）。

（4）回输：化疗预处理后回输 CAR-T 细胞至患者体内，可以识别肿瘤细胞并将其"杀死"、清除。

（5）监控：观察疗效并严密监测不良反应。整个疗程持续 3 周左右，其中细胞"分离-修饰-扩增"约需要 2 周。CAR-T 治疗流程见图 12-1。

2）CAR-T 在 MM 中的应用与靶点：MM 趋于慢病化，患者可能新药用遍仍多次复发，陷入困境，CAR-T 的出现带来新的希

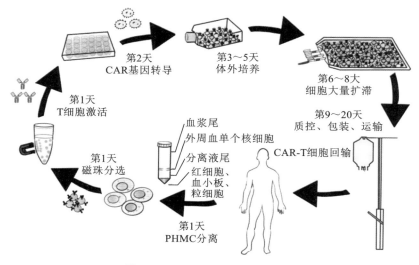

第2天
CAR基因转导

第3～5天
体外培养

第6～8大
细胞大量扩滞

第1天
T细胞激活

第9～20天
质控、包装、运输

血浆尾
外周血单个核细胞

分离液尾
红细胞、
血小板、
粒细胞

CAR-T细胞回输

第1天
磁珠分选

第1天
PHMC分离

图 12-1　MM CAR-T 治疗流程图

望。过去两三年，我国多个血液病诊疗中心在这方面取得了很好的成绩，但 CAR-T 对 MM 患者的治疗反应并不总是尽如人意，其影响因素包括以下方面。

（1）CAR-T 细胞自身情况：①CAR-T 细胞体内扩增时间/持续存在时间；②T 细胞的适应度；③针对鼠源性 CAR 的免疫反应；④治疗前靶抗原表达强度低或少。

（2）MM 细胞：患者的初始肿瘤负荷与 CAR-T 细胞治疗的疗效、持久性和不良反应的发生有关。治疗 MM 负荷低的患者可能提示更好的生存预后，因此在治疗前应用预处理化疗方案以降低肿瘤负荷、促进 CAR-T 细胞体内增殖显得尤为重要。

（3）微环境的重要作用：①免疫微环境；②免疫逃逸（抗原丢失/抗原下调/胞啃）。胞啃现象：可以想象为 CAR-T 细胞被狡猾的肿瘤细胞策反，肿瘤细胞表面能被 CAR-T 细胞识别的抗原下降，而 CAR-T 细胞表面开始出现抗原，导致 CAR-T 细胞自身互相攻击，继而病情复发。

另外，CAR-T 治疗靶点也非常重要，其在 MM 中的治疗靶点有很多，包括 BCMA、CD19、CD38、CD56、CD138 等。其中 BCMA 是明星靶点，因为其在肿瘤细胞上表达多，在其他良性细胞比如造血干细胞上表达较少，于是以其为靶点的 CAR-T 细胞可以多清除肿瘤细胞，少伤害良性细胞。目前大部分相关研究和治疗思路都是以 BCMA 为基础，单靶点或联合其他靶点进行治疗。

3）CAR-T 在 MM 中的局限与展望：除了受各类因素影响之外，接受 CAR-T 疗法的 MM 患者还有可能出现不良事件，最常见的就是细胞因子释放综合征（cytokine release syndrome，CRS），还有神经毒性、血液学毒性（白细胞减少、贫血、血小板减少等）、免疫学毒性（B 细胞增生不良、低丙种球蛋白血症等），都给患者的治疗和获益带来挑战。

CAR-T 治疗 MM 后复发也相当让人头疼，一代鼠源化 CAR-T 可能无法在人体内持续太长时间，导致肿瘤复发率高，目前有学者认为二代人源化或全人源 CAR-T 是细胞免疫治疗的发展方向之一，可以减少免疫原性，延长 CAR-T 的体内存续能力和时间，理论上允许反复多次输注。对于如何优化 CAR-T 疗法在 MM 中的疗效，国内外学者也有自己的思索，包括优化 CAR-T 的设计和生产条件、优化靶点（双靶点甚至更多）、选择患者（是否仅选择抗原表达高的患者）、选择预处理方案（Cy/Fu）、联合治疗（联合蛋白酶体抑制剂、免疫调节剂、CD38 单抗、移植）等方面，我们也期待相关研究顺利进行，造福患者。

3. 双特异性抗体疗法

双特异性抗体（bispecific monoclonal antibody，BsAbs）：双特异性抗体的一只"手臂"与癌细胞抗原结合，另一只"手臂"与 T 细胞的 CD3 结合。将抗 CD3 抗体与肿瘤靶向抗体进行组合，所构建的双特异性抗体可招募 T 细胞接近肿瘤细胞，起到介导 T

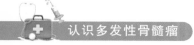

细胞杀伤肿瘤细胞的作用。双特异性抗体具有能够快速生产，标准成药等特点，特立妥单抗、塔奎妥单抗等众多双抗的早期数据都表现出了良好的临床活性和安全性，目前部分已开展Ⅱ期研究。

研究证实，通用型 T 细胞重定向 BCMAxCD3 双特异性抗体特立妥单抗安全性可控，缓解深度持久。

1）推荐的Ⅱ期剂量（RP2D）1 500 μg/kg 皮下注射特立妥单抗耐受性良好：①最大耐受剂量未明确；②未发现新的安全性问题。

2）RP2D 观察到高缓解率：①RP2D（1 500 μg/kg 皮下注射）组总缓解率（ORR）为 73%；非常好的部分缓解率（VGPR）为 55%；完全缓解率（CR）为 23%；②70% 三重难治患者应答；75% 四重难治患者应答；③长期表现持久、深度缓解；④中位 3.9 个月随访时，15/16（94%）应答者存活和无疾病进展。

3）安全性、疗效、药代动力学和药效学数据支持 1 500 μg/kg 皮下注射作为 RP2D。

4）特立妥单抗是现有的靶向 B 细胞成熟抗原（BCMA）疗法，在治疗重度 RRMM 患者中表现出有前景的疗效：Ⅰ期研究正在进行，Ⅱ期扩展研究已经开始。

4. 抗体药物偶联物疗法

Belantamab mafoodin（GSK2857916，Belamaf）是一种抗体药物偶联物（antibody-drug conjugate，ADC），由人源化抗 BCMA 单克隆抗体与细胞毒制剂 MMAF 通过不可切割链接子偶联而成。Belamaf 是首个获批的靶向 BCMA 的 ADC 药物，但其角膜不良反应仍需持续关注；MEDI2228 的首个Ⅰ期试验数据也显示其具有较高的眼毒性，目前该试验的所有患者都已终止治疗（2/3 由于不良事件），可替代的剂量和疗程还需进一步探索。

MM 患者终将复发，有症状的临床复发患者应积极接受治疗，无论达雷妥尤单抗联合泊马度胺、硼替佐米还是卡非佐米，都能给 RRMM 患者带来良好获益，包括更深的缓解及更长的生存。随着新机制、新靶点药物不断涌现，为多线复发/难治的骨髓瘤患者带来了新希望和新的治疗选择。CAR-T、双特异性抗体、ADC 等新型免疫疗法都值得进一步关注。相信不久以后，该疾病逐渐成为可治愈疾病，复发的 MM 患者应该对治疗充满信心，规范化治疗，定期复诊。

相关内容可参考视频 12-1。

视频 12-1

第 13 章
药物临床试验——让患者多一个选择

武汉大学中南医院血液内科目前开展药物临床试验 10 余项，涵盖包括免疫治疗、靶向治疗等国内外最新的药物。临床试验可以为患者提供新的治疗选择，让患者有可能"绝处逢生"，但现实中有些患者对临床试验并不了解，错误地认为参加临床试验就是当小白鼠，所以急需普及临床试验的相关知识。

（一）什么是临床试验

临床试验是指任何在人体（患者或健康志愿者）进行药物的系统性研究，以证实或揭示试验药物的作用、不良反应及试验药物的吸收、分布、代谢和排泄，目的是确定试验药物的疗效与安全性。

（二）为什么要开展临床试验

出于对患者利益的保护，一个新药在进入临床实践之前需要先经过临床试验，获得药理（效果）和毒理（不良反应）的数据，同时也需要得到有效率和生存期的数据。那么获得这些数据的有效途径就是开展临床试验。

（三）参加临床试验的患者有什么受益和风险

临床试验是一个获得更好疗效或者最新治疗的机会。开展一个临床研究是因为对于某一类患者来说，传统的标准治疗或药物疗效或安全性不令人满意，或者已经没有合适的公认的治疗方法或药物。在一些科学理论和证据的支持下，某些新的药物或治疗可能带来新的突破。因此，参加临床试验的患者能比其他患者更快地接触到更新、更好的治疗方法，获得更好的疗效和突破。当然，参加临床试验还能获得另一个好处，就是免费的药物和检查，可大大减轻患者的经济负担。

当然也不是每个患者参加临床试验都会达到理想的疗效，新疗法即使有效，也并非每个患者均能受益。而且每个人的身体情况千差万别，有些患者也会出现这样那样的不良反应。万一受试的患者出现异常情况，应及时报告负责医生，以便迅速处理。

（四）临床试验如何保障患者安全与权益

临床试验是一个经过严格审查程序的科学研究，临床试验均是在人体医学研究伦理准则指导下，按照我国国家药品监督管理局（national medical products administration，NMPA）颁布的法规进行的。一项临床研究发起前必须经过科学学术委员会的审查，充分评估其科学性和合理性，并认为其至少理论上较目前的标准治疗更有优势。通过科学学术委员会审查后，还要通过伦理委员会的审查。伦理委员会的成员包括医学专家、法律界人士和社区人士，他们与试验没有任何利益关联。只有经过他们的审查，认为临床试验符合患者自愿原则，而且不会危害患者的利益，试验才能开展。在试验过程中即使出现可能威胁患者利益的情况，无论试验进行到什么阶段，都必须马上停止。通过这些严格的程序，虽然仍无法完全避免未知性带来的风险，但已经尽可能把风险降到最低，患者的安全和权益得到了最大的保障。

NCCN 每年发布的各种恶性肿瘤临床实践指南，得到了全球临床医师的认可和遵循。NCCN 专家组成员认为所有癌症患者的最佳治疗都在临床试验中，并且特别鼓励患者们参加临床试验。

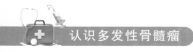

这段话在之前的各个癌种指南中写在几乎每一页的底部，在新版指南中统一在正文前方醒目标识！因此，临床试验绝不是简单试验，而是为更多深处绝境的病友开拓一条求生的道路。当患者加入临床试验，不但自身可以接受新疗法，也为医学做出了重要贡献。

第14章

多发性骨髓瘤的定期随访及疗效评估

过去的 20 年里，随着对 MM 认识的深入、新药对疗效的改善、ASCT 治疗和及时有效地治疗并发症等，MM 的预后明显改善，中位生存期由 2～3 年延长至 8～10 年，治疗期间患者的定期随访和疗效评估尤为重要。定期随访是为了早期发现复发的"苗头"，透过各项指标检测结果更好地监测疾病所处的状态。检测指标反映疾病的状态，身体并不一定会感受得到。因此提前对疾病进行干预、药物等治疗也可以取得更好的治疗效果。

（一）什么情况需要随访监测

《中国多发性骨髓瘤诊治指南（2020）》对于随访监测的建议如下。

（1）sMM 患者：每 3 个月复查相关指标。

（2）有症状骨髓瘤患者：诱导治疗期间，每 2～3 个疗程进行一次疗效评估。

（3）不分泌型骨髓瘤的疗效评估需行骨髓检查。

（4）血清 FLC 有助于疗效评估，尤其是不分泌型骨髓瘤的疗效评估。

（5）每半年进行一次骨骼检查，或根据临床症状进行。

（二）随访过程中检测项目

在 MM 随访过程中，常规检测主要分为血液、尿液、骨髓、影像四大类。

（1）血液检查：血常规、肝肾功能、电解质、凝血因子、血

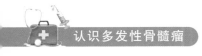
清蛋白电泳、血清免疫固定电泳、血清 β_2-微球蛋白、C 反应蛋白、外周血涂片、血清免疫球蛋白定量。

（2）尿液检查：尿常规、24 h 尿轻链、尿免疫固定电泳。

（3）骨髓检查：骨髓细胞学涂片分类。

（4）影像学检查：骨骼平片。

（5）其他检查：胸部 CT、心电图、腹部 B 超。

这些检查结果可以反映出患者对于治疗方案的应答程度，了解疾病缓解，即"疗效评估"。

（三）疗效评估标准

对于 MM 的疗效评估，目前应用最广泛的是 2016 年 IMWG 疗效标准，根据这一标准，对于 MM 在治疗后的疗效可分为两个评估维度。

1. 传统疗效标准

传统疗效标准即日常沟通中医生常常提到的 7 种情况：sCR、CR、VGPR、PR、MR、SD、PD，传统疗效标准代表的意义见表 14-1。

表 14-1　MM 传统疗效标准代表的意义

英文缩写	中文解释	意义
sCR	严格意义上的完全缓解	提升当前治疗非常理想
CR	完全缓解	提示当前治疗理想
VGPR	非常好的部分缓解	提示当前治疗有效
PR	部分缓解	提示当前治疗有效，但有局限性
MR	微小缓解	仅用于难治/复发的 MM 评价

续表

英文缩写	中文解释	意　义
SD	疾病稳定	当结果不符合以上缓解标准，同时也不符合疾病进展标准，提示当前治疗不能带来疾病缓解
PD	疾病进展	提示当前治疗无效

2. MRD 疗效标准

MRD 的中文解释是微小残留病灶，一般情况下医生会对 MM 患者进行传统疗效评估，在达到 CR 之后才会被建议做 MRD 评估。目前国内外提出 MRD 的检测手段包括多参数的流式细胞术、二代测序、PET-CT 等，临床上医生会根据不同的疾病状态来选择不同的检测手段，国内目前最常见的就是流式细胞术。MRD 更能反映疾病的缓解程度，治疗后达到 MRD 阴性的患者无进展生存期（PFS），总生存期（OS）也更久，生存获益更加明显，而且 MRD 转阴之后，患者需要继续进行多次、动态的检测，至少持续到转阴后的 2 年之后，对预后的指示才更加有意义。

MM 患者在治疗过程中要谨遵医嘱，定期检查，检查后发现指标变化，请不要焦虑，同医生积极沟通交流，了解疾病的准确状态，积极应对。

第 15 章

多发性骨髓瘤的并发症管理

感染、贫血、骨病、肾功能不全、高钙血症、高黏滞血症等是 MM 常见的并发症，每一种都有巨大的"破坏力"，想要减少"破坏力"，MM 患者首先要了解疾病，并对日常生活进行科学管理。

（一）感染

感染是 MM 患者发病和死亡的主要原因，肺炎是常见感染（图 15-1）。日常应注意卫生，经常洗手，家中及时通风，定期消毒，切勿食用未熟的食物，注重口腔清洁。适当佩戴口罩，尽量避免到人员密集场所。合理地运动，提高机体免疫力。

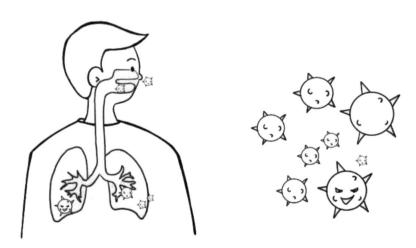

图 15-1　感染是 MM 的主要并发症

（二）贫血

常表现为乏力，虚弱，活动时胸闷气急，面色发黄或面色差（图 15-2）。轻度贫血可适量活动，重度贫血以卧床休息为主，极重度贫血绝对卧床休息。可考虑促红细胞生成素治疗，同时酌情补充铁剂、叶酸等造血原料。

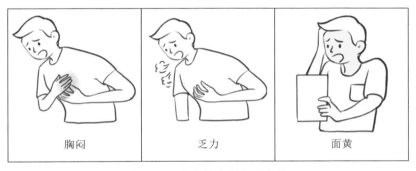

胸闷　　　　　　　乏力　　　　　　　面黄

图 15-2　贫血的主要临床表现

（三）骨病

70％～80％的 MM 患者会在病程中出现 MM 骨病。大多数患者会发生骨骼损伤，最常累及的部位是脊椎、头骨、髋骨、肋骨、锁骨及手臂骨骼。其中最容易发生骨折的是脊椎，即使没有外力的作用也容易发生骨折。骨病可通过双膦酸盐进行治疗。骨痛可通过与人聊天等方式缓解疼痛，或使用镇痛药物。一般来讲，MM 患者骨痛程度与肿瘤负荷相关。因此，改善骨痛的关键在于降低 MM 负荷，所以需要积极通过临床治疗控制疾病，治疗有效，骨痛就可以得到控制和缓解。有骨质破坏时，骨病与骨折是常见的并发症（图 15-3）。患者宜卧床休息，推荐睡硬板床，防止病理性骨折。

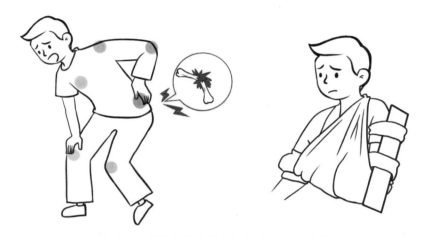

图 15-3　骨病与骨折是 MM 患者常见并发症

（四）肾功能不全

初诊时 20％～50％的患者存在肾功能不全，针对 MM 肾病患者应采取水化、碱化、利尿治疗，以避免肾功能不全，有肾功能衰竭者应积极透析。避免使用肾毒性药物；避免使用静脉造影剂；长期接受双膦酸盐治疗的患者需监测肾功能。

（五）高钙血症

多喝水促进血钙排泄，减轻肾脏负担。药物治疗包括大剂量糖皮质激素、降钙素以及双膦酸盐；应用含硼替佐米的方案可快速纠正高钙血症；合并肾功能不全可进行血液或腹膜透析。

（六）高黏滞血症

头晕患者应缓慢行动，预防跌倒；肢体麻木者注意保暖，并适当活动肢体、按摩，促进末梢循环；意识障碍者可进行血浆置换术，降低血液黏滞度。

　　MM 患者应掌握基本疾病常识，遵从医嘱，与医生密切配合，定期随访、复查，出现不适及时向主治医生寻求帮助，积极而不着急，不轻言放弃！

第 16 章
多发性骨髓瘤院外管理

　　MM 常伴有多发性溶骨性损害、高钙血症、贫血、肾脏损害、周围神经病变，而且因正常免疫球蛋白的生成受抑，对细菌性感染的易感性增高（图 16-1）。它的主要治疗目标是尽可能地延长生存期及改善生存质量。除去住院治疗，患者康复的大部分时间是要在家里进行的，这样一来，院外管理就变得极为重要。

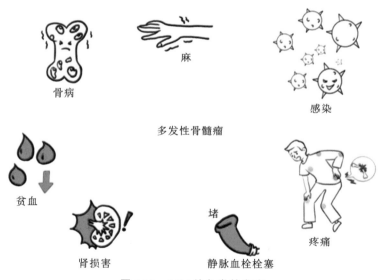

骨病

麻

感染

贫血

肾损害

堵

静脉血栓栓塞

疼痛

多发性骨髓瘤

图 16-1　MM 的各类并发症

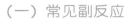

（一）常见副反应

1. 周围神经病变

周围神经病变非常常见，严重影响患者的生活质量。10％～20％的 MM 患者在确诊时已存在周围神经病变，治疗过程中高达75％的患者曾经历不同程度的周围神经病变所引起的异常。MM周围神经病变的两大主要发病原因，一是由于 MM 疾病本身所导致的原发周围神经病变，二是化疗药物治疗相关的周围神经病变所引起的异常。周围神经病变可表现为手指、脚趾末端出现刺痛、麻木感或感觉异常。感觉异常是药物治疗所引起的周围神经病变的主要及最早出现的症状，必须加强监护。如果出现新的或者加重的周围神经病变症状，都必须立即求助患者的主治医师。

2. 骨痛

骨痛是 MM 的典型表现。骨质损害是 MM 特征性的临床表现之一，表现为骨骼疼痛。有的患者往往发生腰痛、腿痛。严重的患者甚至会发生病理性骨折，翻身、走路、打喷嚏都会导致骨折。

3. 感染

骨髓中大量"恶性浆细胞"产生大量无免疫功能的"M 蛋白"，抑制正常免疫球蛋白的产生，加之患者多为老年人，机体抵抗力较弱，容易发生感染。感染常发生在肺部及泌尿系统，引起肺炎、泌尿系统感染。

4. 贫血

3 个途径导致 MM 患者贫血：骨髓腔中大量恶性浆细胞抑制正常红细胞的产生；体内过多的白细胞介素 6、肿瘤坏死因子等抑制骨髓造血；并发肾功能不全时，肾脏产生的促红细胞生成素减少肾损害。

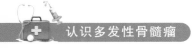

5. 肾脏损害

肾脏损害由 MM 细胞直接浸润以及血浆中出现大量的异常蛋白所致。50%～70%的患者尿常规检查有蛋白、红细胞、白细胞、管型；出现高磷酸血症、高钙血症、高尿酸血症，可形成尿酸结石，甚至急、慢性肾功能衰竭。血沉显著加快。90%以上的患者有蛋白尿，半数患者尿中出现本周蛋白。血清肌酐和尿素氮可增高，患者感乏力、食欲缺乏、贫血、水肿、全身酸痛以腰骶部明显。

6. 复诊

出现以下症状时应及时复诊：①持续疼痛，或原有骨痛突然加重。②恶心、呕吐、腹泻、厌食。③不明原因的体重明显减轻。④不明原因的贫血加重。⑤发热。⑥出现皮疹或出血。⑦尿中泡沫增多，尿量减少。⑧乏力，头晕、耳鸣加重。

（二）院外管理中的注意事项

1. 心理疏导

MM 是恶性疾病，一经确诊，患者及家属必将产生沉重的心理负担，再加上疼痛的反复折磨，治疗的不良反应，患者会表现出焦躁、忧虑、抵触甚至绝望情绪，所以心理疏导要放在首位。患者家庭成员应帮助患者树立战胜疾病的信心。正视现实，共同分忧，要努力分担患者的痛苦，在患者治疗期间，家庭成员之间不要相互推诿埋怨，而是要加强谅解，相互帮助，共同克服各个方面带来的困难。家属应认识到家庭护理对患者康复的重要性。

2. 周围神经病变患者日常注意事项

周围神经病变的患者皮肤对温度的敏感性差，易导致冻伤、烫伤，因此皮肤护理对于保护患者全身皮肤的完整性十分重要。患者应注意保暖，避免接触冰冷和金属类的物体，日常饮用水及洗漱水的水温控制在 35～39℃。积极调整患者的饮食习惯及口味，鼓励患者多进食新鲜蔬菜及优质蛋白质，尤其是富含 B 族维生素的食物。应保持环境安静舒适，家人耐心听取患者倾诉、给予适当安慰，可减轻患者心理负担。MM 患者周围神经病变的日常护理见图 16-2。

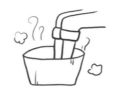

接触金属物品　　　　　　　　　　热水泡脚

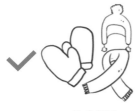
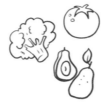

注意保暖　　　　多食含B族维生素食物　　　　心理关怀

图 16-2　MM 患者周围神经病变的日常护理

3. 骨痛处理

骨痛剧烈者减少活动，减少刺激，稳定情绪，保证足够的休息和睡眠，卧床时身体轴向翻身，不能用猛劲，防止骨折发生。疼痛剧烈、难以忍受时咨询医生，在医生指导下使用止痛剂！除非发生脊柱压缩性骨折或盆骨骨折需卧床休息外，鼓励患者适当活动，以防骨质进一步疏松。穿有齿的平跟鞋，走路平缓，转身弯腰缓慢，不可到人群密集处。不可负重，不可搂抱婴幼儿，须防幼儿突发性撞击。家具摆放整齐，不可有障碍物，光线强弱适当，肢骨损较重者用手杖，腰痛或脊椎骨受损严重者使用腰托支撑。睡硬板床，床铺要求平、稳，不可摇晃。冬季盖被不可过重过紧。MM 患者骨病的预防和处理见图 16-3。

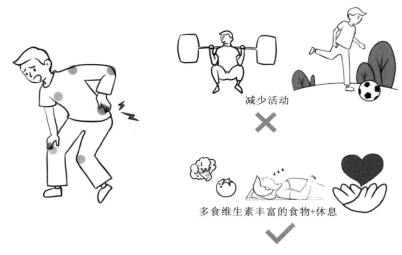

减少活动

多食维生素丰富的食物+休息

图 16-3　MM 患者骨病的预防和处理

4. 发热处理

发热时加强体温监测，注意个人卫生，养成良好的卫生习惯。随时监测体温变化，测体温时要擦干腋下汗液；多饮水（心功能正常情况下）；保持皮肤清洁，及时更换衣物，避免着凉；进食清淡、易消化饮食；尽量减少探视，必要探视时，探视者要戴口罩，注意室内通风。MM 患者发热的日常处理见图 16-4。

5. 贫血处理

贫血时多休息，严重时要卧床休息，限制活动，避免突然改变体位后晕厥，注意安全。给予高热量、高蛋白、高维生素类食物，用餐前后漱口。保证充足的睡眠和休息。病情平稳后，可适

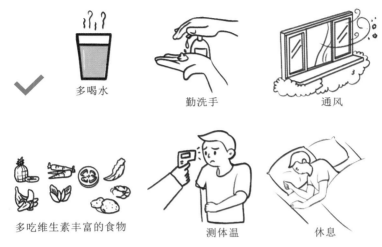

图 16-4　MM 患者发热的日常处理

当进行锻炼。

6. 肾损害处理

肾损害的患者，应避免受凉、受湿和感冒，一旦发生感冒，要及时治疗，卧床休息。日常饮食应限制蛋白质的摄入量，低钠、低蛋白或淀粉饮食，以减轻肾脏负担；少吃酸性食物，如西红柿、山楂、醋等，以免引起异常免疫球蛋白沉淀，加重肾脏负担。如有高尿酸血症及高钙血症时，应鼓励患者多饮水，每日尿量保持在 2 000 mL 以上，以预防或减轻高钙血症和高尿酸血症。MM 患者预防肾损害的日常方法见图 16-5。

7. 生活习惯

养成良好的生活习惯（图 16-6）：保持室内空气新鲜，每天开窗通风 2 次；用软毛牙刷，禁剔牙；饮水、食物、沐浴水温不宜过高，一般在 40℃左右；不搔抓皮肤，不要挖鼻孔；保持大便的畅通，每次便后清洗外阴及肛周。

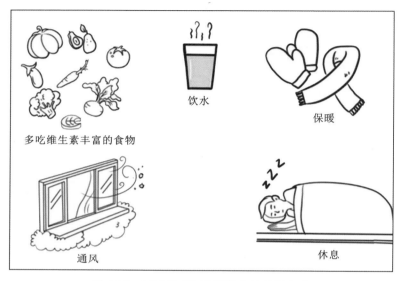

多吃维生素丰富的食物

饮水

保暖

通风

休息

图 16-5　MM 患者预防肾损害的日常方法

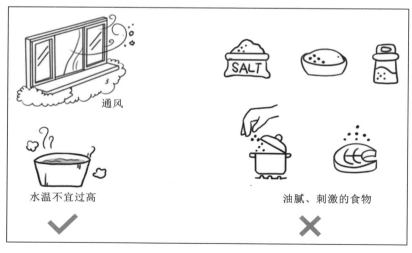

通风

水温不宜过高

油腻、刺激的食物

图 16-6　MM 患者要养成良好的生活习惯

8. 营养均衡与饮食控制（图 16-7）

适宜：高蛋白、易消化、清淡富含维生素饮食，注意和绿色蔬菜、粗粮搭配，做到营养均衡。

不宜：坚硬或带骨刺食物，浓茶、咖啡、辛辣、生冷等刺激性食物。

感染高热：及时补充水分、电解质和蛋白质，宜进高蛋白、高热量、高维生素的半流食或流食。

卧床患者：进食粗纤维食物，防止发生便秘。

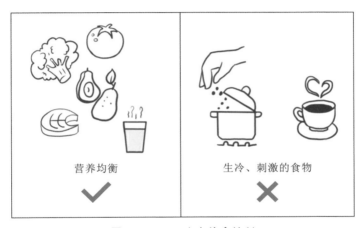

营养均衡　　　　　　　　　生冷、刺激的食物

图 16-7　MM 患者饮食控制

9. 坚持药物治疗

目前治疗 MM 的药物越来越多，所谓新药是相对而言的，今天的新药过几年就成了老药。目前在中国，大家认为的新药主要指硼替佐米、伊沙佐米、泊马度胺、来那度胺以及国产的沙利度胺（反应停）。老药指的是阿霉素、美法仑、长春新碱、地塞米松、环磷酰胺等。目前的观点是新诊断患者尽量接受含有新药的治疗方案以获得好的病情缓解。遵医嘱坚持药物治疗，不随便更改或加减药物剂量，了解药物的不良反应及预防，相信医生会尽可能地应用现有手段减轻不良反应的程度。

第 **17** 章

多发性骨髓瘤的慢病管理

（一）什么是慢病管理

在了解慢病管理之前，我们要知道什么是慢性病。慢性病是指起病隐匿，病情迁延不愈，病程长，不具有传染性的一类疾病，临床上常见的有心脑血管疾病（高血压、冠心病、脑卒中等）、糖尿病、恶性肿瘤、支气管哮喘、支气管扩张等。慢病管理就是慢病专业医生和护理人员对慢性病及其危险因素进行定期、全面的监测，目的是延缓疾病进程、延长患者生存时间、降低医疗费用。

MM 是恶性血液系统疾病，以往的治疗方法是美法仑和泼尼松联合用药、高剂量化疗。但随着新型药物的发现，特别是近年来口服药物的出现，如伊沙佐米，改变了传统的住院治疗方式，使患者可以在家进行口服药物维持治疗。

（二）多发性骨髓瘤患者如何进行慢病管理

MM 发现得越早，治疗效果越好，所以要尽早识别该病。MM 多见于老年人，男性发病率高于女性，最开始的临床表现多是骨骼疼痛和溶骨性病变导致的病理性骨折，贫血和贫血引起的头晕乏力、出血、发热等（图 17-1、图 17-2）。如果出现上述临床表现，一定要及时去医院就诊。

在治疗过程中，针对不同的患者会采取不同的治疗方法，针对第一次发现的 MM 患者，一般采用诱导治疗、ASCT 治疗、巩

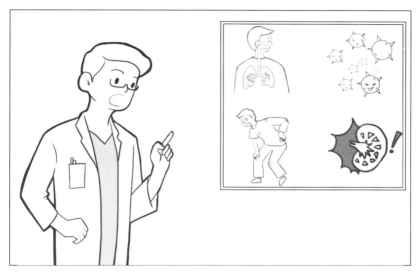

图 17-1　MM 患者主要症状的控制与管理

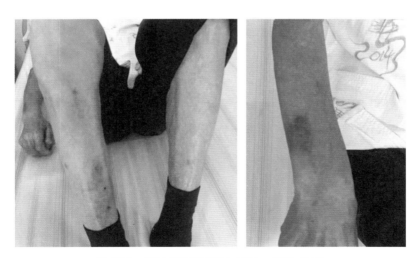

图 17-2　MM 引起的骨折（左）、出血（右）

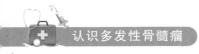

固治疗、维持治疗等方案；复发患者个体差异较大，需进行全面检查，并根据检查结果和患者自身情况选择治疗方案；如果患者对药物不敏感，则换用未使用过的新方案，如果能部分缓解或者完全缓解，则条件合适的患者尽快行 ASCT 治疗，符合临床试验者推荐进入临床试验。

此外，多学科协作诊疗也在 MM 的治疗中起到了很大的作用。多学科协作诊疗指针对某一临床疾病，采用多学科讨论的方法，制定更加合理的规范化、个体化的治疗方案。MM 患者的并发症较多，单靠血液科难以解决，比如当患者合并有病理性骨折时，就需要骨科医生做相关处理，当患者合并有肾功能不全时，需要肾内科医生处理。

目前我国慢病防控管理重点是发展以慢性病防控公共政策为主的防控体系，强调疾病防控要落实到社区，需要全社会共同参与。政府要制定良好的政策，加强部门合作，加大资源投入；医务人员要更加注重对患者的健康教育，提高患者及广大人民群众对 MM 知识的了解程度；社区工作人员要建立个人健康档案，了解患者需求，定期组织协调专家举办讲座和义诊服务；患者及家属要积极发挥主观能动性，加强对疾病的学习，听从医生的建议，保持良好的生活状态，定期体检，按时服药。

（三）慢病管理对多发性骨髓瘤患者的好处

慢病管理模式为慢病患者建立个人和家庭档案，详细记录基本信息、生活习惯（如吸烟、饮酒史、饮食、运动、睡眠等）、疾病史、现存在的健康问题等。不仅能减轻患者负担，让患者在社区就能治病，不必每次都去大医院排队，也能防治慢性病的并发症，康复治疗，延长寿命，降低病死率，及时了解患者病情，调整治疗方案。

　　得益于口服靶向药物的出现，患者可以在家进行口服药物维持治疗，慢病管理模式将成为 MM 治疗的新模式，为患者带来福音。患者及家属要加强对疾病的认识，早发现、早治疗，听从医生的建议，定期体检，按时服药。

第18章

多发性骨髓瘤患者的饮食管理

MM 患者体质虚弱，除了积极接受治疗之外，饮食上也要格外注意，须营养均衡，安全卫生。合理健康的饮食能够减少并发症，提高抵抗力，配合积极的临床治疗才更利于恢复。患者及家属应重点关注以下几点。

（一）优质蛋白多摄取

饮食中多摄取优质蛋白质，如牛奶、酸奶、鸡蛋、鱼虾、家禽等动物源性蛋白，一日三餐交替食用。有肾功能损伤者，应注意蛋白的摄取量；饮食上需减少豆制品，豆类食品含非必需氨基酸，可能进一步损伤肾脏。选择抑制骨髓过度增生的食品，如海带、紫菜、裙带菜、海蛤、杏仁（图 18-1）。

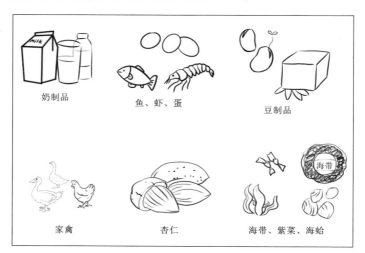

奶制品　　鱼、虾、蛋　　豆制品

家禽　　杏仁　　海带、紫菜、海蛤

图 18-1　优质蛋白质饮食的种类

（二）饮食清淡要切记

应避免进食辛辣、油腻、煎炸、熏烤、腌制等食物，更要戒烟戒酒，忌食生冷（图 18-2）。MM 多发于老年人，常伴有多脏器损伤的情况，其中最容易出现损伤的部位是肾脏，有肾功能损伤者，还需采取低盐饮食。

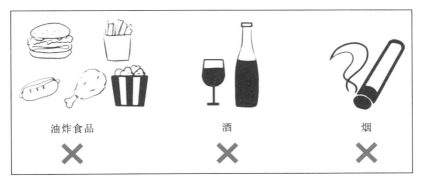

| 油炸食品 | 酒 | 烟 |
| ✕ | ✕ | ✕ |

图 18-2　MM 患者的饮食禁忌

（三）新鲜蔬果要多食

要多吃富含维生素的食物，如新鲜蔬菜、水果等（图 18-3）。水果和蔬菜都富含抗氧化剂，有助于患者身体恢复健康，但是最好食用煮熟的蔬菜和水果，因为生吃果蔬可能增加感染的机会。

（四）少食多餐更健康

MM 患者多为老年人，极易出现胃肠道反应，如消化不良、便秘等情况，因此需注意选择易消化的食物，并且实行少食多餐制。食欲降低者经常变换食物种类，提供色、香、味俱全的饮食，

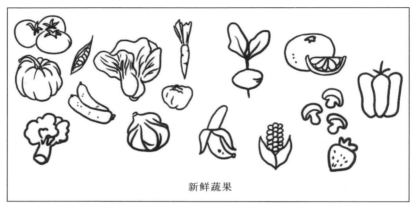

新鲜蔬果

图 18-3　MM 患者要多摄入新鲜的蔬果

不吃剩饭！多进食芹菜、香蕉等富含纤维素的食物，清晨空腹服用一杯蜂蜜水，防止便秘。

相关内容可参考视频 18-1、视频 18-2。

视频 18-1　　　　　　　　　视频 18-2

第19章

疫情之下多发性骨髓瘤患者的自我防护

（一）新型冠状病毒概述

1. 什么是新型冠状病毒

新型冠状病毒是指以前从未发现的冠状病毒新毒株，在 2019 年 12 月，暴发新型冠状病毒肺炎，国际病毒分类委员会将该病毒命名为 SARS-CoV-2。同大多数病毒感染一样，新冠肺炎也是自限性疾病，主要依靠机体的免疫力杀灭病毒。如果不幸被感染了，只要及时就医，积极配合治疗，绝大多数患者都能最终痊愈。死亡病例多见于老年人和有慢性基础疾病者。

2. 哪类人群容易感染新型冠状病毒

新型冠状病毒感染的肺炎是一种全新的冠状病毒肺炎，人群对新型冠状病毒普遍缺乏免疫力，该病毒具有人群易感性。老年人、青壮年及儿童均有发病，目前以老年人发病多见。

3. 新型冠状病毒的传播途径（图 19-1）

1）直接传播：患者喷嚏咳嗽，说话的飞沫，呼出气体近距离接触直接吸入，可以导致感染。

2）气溶胶传播：飞沫混合在空气中，形成气溶胶，吸入后导致感染。

3）接触传播：飞沫沉积在物品表面，接触污染手后，再接触口腔、鼻腔、眼睛等黏膜，导致感染。

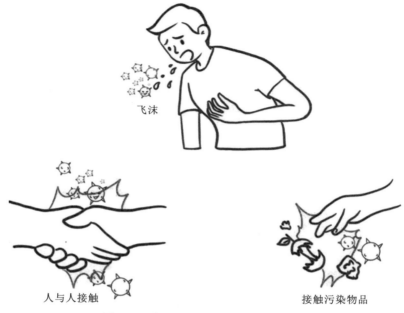

飞沫

人与人接触

接触污染物品

图 19-1　新型冠状病毒的主要传播途径

（二）疫情下多发性骨髓瘤患者的自我防护和就诊指导

面对新型冠状病毒肺炎 MM 患者作为免疫力低下的特殊人群，该如何防护？

1. 预防措施（图 19-2）

1）减少到人员密集的公共场所活动，居室保持清洁，勤开窗，经常通风。

2）不要接触、购买和食用野生动物，避免前往售卖活体动物的市场，禽、肉、蛋要充分煮熟后食用。

3）建议外出佩戴口罩（医用外科口罩或 N95 口罩），回到家时外衣用医用酒精消毒后，晾晒在通风的环境下。

4）保持良好卫生和健康习惯。保持家居清洁，随时保持手卫生，勤洗手，双手一定要仔细清洗，至少用自来水冲洗 20 s；不随地吐痰，注意营养。

5）主动做好个人及家庭成员的健康监测，家庭备置体温计、一次性口罩、家庭用的消毒用品等物资。

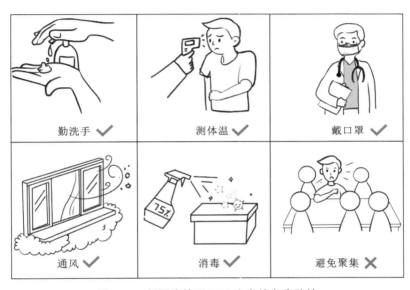

图 19-2　新冠疫情下 MM 患者的自我防护

2. 就医的整体原则

1）能网上解决的不去医院。

2）能当地解决的不去外地。

3）能门诊解决的不去住院。

4）去医院前做好充足准备再去，MM 可导致机体的体液免疫功能低下，治疗期间使用的化疗药物和激素等药物也会造成免疫抑制，导致细胞免疫受损，再加上 MM 患者多为老年患者，相对

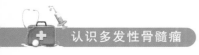

而言是新冠肺炎的易感人群，因此出门应特别做好防护。

3. 就医情况处理

1）目前在院治疗的患者：遵照医嘱，安心治疗，拒绝外来人员探视，尽量由固定家属陪护，患者及家属均需佩戴口罩，口罩4 h 一换，注意饮食卫生。

2）化疗间歇期的患者：居家休息，拒绝除固定家庭成员以外的人员探视；定期开窗，保持空气流通，加强对居住环境的清洁和消毒。

3）刚结束化疗 2 周内的患者：要遵医嘱规范检测血常规，至少一周 2 次，建议到居住地附近医院验血，在外就医过程中全程佩戴外科口罩级别以上的口罩。回到家中最好洗澡洗头，换去外衣放置在通风处，使用流动水和消毒洗手液洗手，洗手时间不少于 20 s。

4）到预定化疗时间的患者：与主治医师沟通调整治疗方案，可采用口服靶向治疗药方案，如蛋白酶体抑制剂及免疫调节剂等。

5）居家出现发热的患者：联系社区救助，由社区上报医院，安排车辆救治，比自行前往医院要安全并及时。

（三）疫情下多发性骨髓瘤患者的家庭治疗

1. 不能定期化疗是否影响治疗效果

不能定期化疗肯定会影响治疗效果，但是：①MM 是一个相对进展缓慢的肿瘤性疾病，如果前期治疗效果好且疾病稳定的患者，中断治疗 1～2 个月不会对疾病造成很大的影响。②目前不能静脉注射和皮下注射者（特别是对于应用硼替佐米的患者），有很多口服的方案可以替代或者维持治疗。

2. 居家期间注意事项

1）出现肩背部疼痛者，需要警惕是否含有骨质破坏加重导致的骨痛。

2）出现明显的头晕乏力，需要警惕是否有贫血加重。

3）出现明显的尿液泡沫增多或者少尿、无尿，需要警惕是否有蛋白尿和肾功能不全加重。

在家没有治疗的患者，如果出现以上状况，有可能是疾病进展了，需要考虑到医院检查明确是否有疾病进展并考虑治疗。

3. 化疗期间口服药物的注意事项

1）如果可能，1～2周要查一次血常规和肝肾功能、电解质、血糖。

2）出现发热，需要警惕是否为白细胞减少合并了感染，感染最常见的为细菌性感染。当然在当前的疫情下，还需要重点排除病毒感染。

3）出现皮肤片状瘀斑或者青紫，口腔或者鼻出血，需要警惕是否有血小板减少导致的出血。

4）出现恶心、胃口差等不适，可能为化疗药物的反应，特别是口服伊沙佐米和来那度胺的患者。

5）出现腹泻或者便秘等不适，可能为化疗药物的反应，伊沙佐米的常见不良反应为腹泻，来那度胺的常见不良反应为便秘。

4. 移植后的治疗方案

MM 大多采用 ASCT 治疗，移植后的维持巩固治疗是不可或缺的环节。如在疫情期间无法来医院治疗，可居家口服药物进行维持治疗，根据自身经济情况选用以伊沙佐米、泊马度胺或者来那度胺为主的维持方案。

5. 无法按时做干细胞移植的患者的注意事项

自体干细胞已采集冻存在 $-80\,^{\circ}\!\mathrm{C}$ 冰箱内，自冻存之日起在 1 年以内回输效果均无大的影响。可耐心等待疫情过后来医院完成造血干细胞移植治疗。在居家等待的时间内，仍可采用前述口服化疗方案做巩固治疗。疫情期间，患者的心理防护也尤为重要，关注可靠消息，不盲目恐惧，维持规律作息，自己掌握生活的节奏，安排好生活内容，做一些让自己愉悦的事情，追求内心的充实；科学调适心理，摆脱负性情绪；多与家人朋友交流，舒缓不良情绪，如负性情绪持续时间过长，应积极寻求心理健康专业人员帮助。居家治疗中，可通过线上咨询与医生取得联系，及时获得医生的帮助。

(四) 温馨提示

1. 消毒

1）酒精：酒精能使细菌的蛋白质变性凝固。消毒皮肤可使用75％医用酒精。

2）蒸笼：从沸腾开始 20 min 即可达到消毒目的，适用于消毒餐具、衣物和包扎伤口的纱布。

3）煮沸：100℃也能使细菌的蛋白质变性，需要消毒杀菌的物品需要全部浸泡过水面。

4）天然紫外线：天然紫外线就是太阳光，杀菌效果可是不容忽视。

5）空气清洁：保持室内空气清洁，经常通风换气是必要的，别因为寒冷而忽视了通风。

6）高锰酸钾溶液：使用 5‰高锰酸钾可消毒蔬菜和水果，浸泡 1 min 之后用干净饮用水再冲洗一遍即可。

7）消毒液：消毒液包含氯，能有效消毒杀菌，直接稀释之后装在塑料瓶即可进行消毒杀菌，但是需要注意避开食物和餐具。

2. 口罩选择

可选择医用外科口罩，护理口罩、棉布口罩、海绵口罩均不推荐；N95 医用防护口罩有防生物和防雾两种类型，请选择防生物的 1860 或 9132。

3. 如何正确佩戴口罩

佩戴前将手洗干净，口罩一定要贴合面部，正反面佩戴正确，形成密闭的环境，让通气经过口罩，而不是四周的缝隙。如果戴眼镜再佩戴口罩，眼镜上形成雾气，那说明密闭性没做好。

4. 勤洗手

要用流动的水洗手，让香皂或者洗手液在手心、手背、手腕、手指缝、指甲缝充分揉搓起泡泡，将肥皂泡彻底冲干净，洗手后要用干净的毛巾或者一次性纸巾擦干，冠状病毒对有机溶剂和消毒剂敏感，75%酒精、乙醚、氯仿、甲醛、含氯消毒剂、过氧乙酸和紫外线均可灭活病毒。因此，酒精擦拭手部可以起到一定的预防效果。

第 20 章

后疫情时代多发性骨髓瘤患者的自我管理

到目前为止，新冠病毒仍然没有停下脚步，对我们生活、工作的影响依然不容忽视，虽然目前我国国内疫情整体获得有效控制，但长远看来仍有局部复燃性，而国外日益严峻的疫情事态，让我们目前仍将面临伴随疫情生活的常态，而这对于我们 MM 患者来说也是一个极大的挑战和考验。疫情期间，我们面临着心理和生理状态的双重挑战，大部分的患者基本是居家抗疫，疫情后再到医院问诊治疗。进入后疫情时代，患者和家属都可能会面临长期伴随疫情的生活和工作，那么如何保障患者的日常起居生活照护、保障患者得到及时的复查诊疗，我们一起来看一下需要注意的问题。

（一）戴口罩不聚集、勤洗手免感染

呼吸道感染是新冠病毒的最主要感染类型，做好呼吸道感染防护是最为重要的事情。MM 患者免疫力低下，容易出现呼吸道感染。这要求患者不仅需要格外注意合理戴口罩、避免去人员密集或者空气流通差的场所，患者家属也要格外注意个人防护，这也是对患者的最佳保护策略，患者的相关看护家属以及居住家属也要防微杜渐，做好相关的保护措施，提高防护意识。另外，MM 患者的饮食也要格外注意，消化道感染也是必须引起高度重视的事项。由于饮食不合理，导致急性胃炎、急性肠炎的情况时有发生，由此可能影响患者化疗以及其他治疗的诊断。疫情期间发现很多进口的冷冻食品、海鲜食品外包装也有新冠病毒检出，因此我们也要注意食品的选择以及防疫等问题，患者的日常要注意饮食卫生，应避免进食生冷、油腻、酸辣刺激的食物，以清淡、新鲜、易消化食物为主，同时注意适当多饮水，尤其是化疗期间的广大患者更应格外注意。除此之外，个人卫生习惯也非常重要。进入冬季，患者的衣物、被褥应及时换洗曝晒，有条件的可以杀菌消毒，预防感染和细菌滋生，所居住房间每日定时开窗通风换气，还要格外注意个人口腔、手部及会阴部的清洁卫生，外出时切记戴好口罩，做好防护措施。

（二）重塑人生心态、提高生活质量

MM 患者以中老年居多，中位年龄 65 岁，相当一部分患者合并高血压、糖尿病等心脑血管高危因素，容易出现心脑血管意外；另外，MM 容易导致心脏淀粉样变性，加大了患者发生猝死的风险；一些化疗药物也有潜在的心脏毒性，如常用的硼替佐米、沙利度胺、来那度胺、泊马度胺、地塞米松、表柔比星、阿霉素以及已在国内获批上市的卡非佐米等。以上因素决定了患者平日里应该避免情绪剧烈波动，降低人为因素诱发心脏事件的风险。通过药物的治疗提高患者的生活质量，并且可以培养一些日常的个人喜好，如写字、画画、养花种草、读书阅报、户外锻炼等这些有益于转移患者的注意力，有益于患者身心健康的爱好。不要过于关注个人的病情，避免引发焦虑，甚至抑郁。患者的家属也要在心理上和日常照护中多鼓励和激发患者的积极性，安抚患者情绪，帮助患者从疾病中走出来，慢慢找到信心，去拥抱生活。从心态上调整好也为日后配合临床的治疗做好基础铺垫。

（三）规范诊疗方案、按时复查复诊

在确诊 MM 后，尽早启动治疗对有效控制疾病是十分关键的。根据患者的年龄、体能状态、疾病分期和危险度分期制定个体化的治疗策略。以蛋白酶体抑制剂、免疫调节剂、激素及单抗为代表的新药的出现使 MM 的治疗发生了巨大的变化。与传统化疗相比，以新药为主的方案疗效更确切，毒性低，能显著提高总体生存率。目前，新药治疗中以蛋白酶体抑制剂为基础的联合方案是国内外权威指南推荐的一线治疗方案，疾病缓解程度更深。此外，自体造血干细胞的移植也对治疗 MM 有很大获益，移植的目的是为了延长患者的寿命，提高生活质量，降低复发率。此外，患者应按照医嘱定期到相关医院复查自己的生化、血常规、M 蛋白、免疫固定电泳等指标，了解病情的进展情况，及时调整用药方案，如有并发症等出现，也应及时取得医师的指导治疗。进行过移植的患者也要定时定期到医院进行相关复查，调整相关方案，如有其他并发症也应一并反馈给医师，从而全面地评估病情，做出治疗方案。完善的治疗方案，定期的随访复诊可以有效地帮助患者提高就诊效率、控制疾病进展。

（四）线上联通你我、医护在您身边

自疫情时代开始，就医就诊的网络咨询就开始在各大医院开展实施，从最开始的线上问诊以及处方开药，到目前各大 App 咨询平台，不仅满足了远道而来的就医患者的需求，也阻断了新冠病毒可能带来的影响。可是这并不能取代临床医生的"望闻问切"和"视触叩听"。因此无论疫情时代还是后疫情时代，网络咨询应该成为临床随诊患者问诊的补充形式，而无法取代门诊。MM 是一种较为常见的血液系统恶性疾病，不属于疑难杂症，正规医院血液科均可诊疗。后疫情时代，就近诊疗显得更加重要。对于大部分患者而言，就近诊疗有益于按时住院，避免奔波，减少感染风险，也能减少患者的非医疗支出。此外，ASCT 治疗是适宜 MM 移植患者的一线治疗选择。这项技术非常成熟，对于多数患者而言，就近移植也是完全可行的。

附录　多发性骨髓瘤日间化疗手册示例

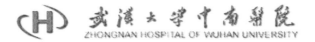

多发性骨髓瘤患者

日间化疗手册

姓名：

电话：

血液内科日间化疗病房管理制度

1. 日间化疗病房采用预约制，首诊医生全程管理。

2. 严格落实执行交接班制度，做好书面交班及床边交接班。

3. 加强巡视，治疗过程中监测患者生命体征及精神心理状态。

4. 抢救设备齐全，抢救物品定位、定期检查、定专人清点，每班查对，保持备用状态。

5. 落实消毒隔离制度，病房每日空气消毒机消毒两次。

6. 严格遵守医院各项规章制度，严格筛选患者，保证医疗安全。

7. 病房实行无陪制度，患者应保持病房整洁、安静。

8. 落实随访制度，加强日间化疗过程的随访及延续护理。

血液内科

2021 年

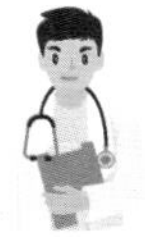

日间病房化疗流程见附图 1。

预约

1. 护士站建立日间化疗登记本，内容包括预约时间，患者姓名，性别，年龄，诊断，联系电话，入院时间及备注。
2. 入院前1 d联系患者门诊查血及核酸（核酸有效期为3 d），并开立日间化疗入院证，下午医生查看结果后确定入院治疗，由护士电话通知患者带医保卡入院。
3. 有中心静脉管道的患者带好维护记录本。

入院

1. 四号楼1楼缴费后上18楼血液内科西区护士站办理入院手续。
2. 管床医生开立医嘱，护士双人核对无误，静配中心配药后送至病房。
3. 管床护士评估患者静脉通路，选择合适的输液工具，若有中心静脉管路，做好维护。
4. 用药时合理安排用药顺序，观察药物不良反应，并做好指导工作。
5. 出院后需要口服治疗用药的患者，指导患者用药时间及方法，告知副作用。

出院

1. 治疗结束后在护士站登记下次住院时间。
2. 护士站拿出院小结和出院通知单在1楼办理出院。

附图 1　日间病房化疗流程

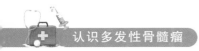
互联网医院网上预约挂号流程见附图2。

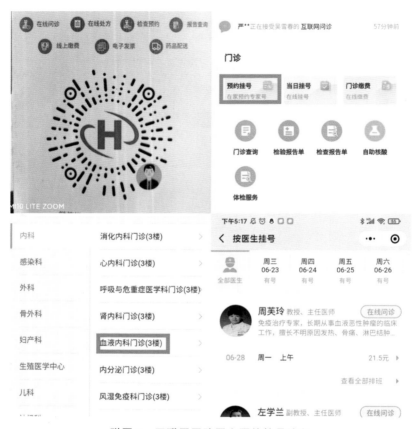

附图2　互联网医院网上预约挂号流程

多发性骨髓瘤疾病知识

【概述】

多发性骨髓瘤（MM）是一种浆细胞疾病，其肿瘤细胞起源于骨髓中的浆细胞。其特征为骨髓浆细胞异常增生伴有单克隆免疫球蛋白或轻链（M蛋白）过度生成，极少数患者可以是不产生M蛋白的未分泌型MM。MM常伴有多发性溶骨性损害、高钙血症、贫血、肾脏损害。由于正常免疫球蛋白的生成受抑，因此容易出现各种细菌性感染。病因可能与病毒感染（人类8型疱疹病毒）、电离辐射、接触工业或农业毒物、慢性抗原刺激及遗传因素等有关。

【典型症状】

1. 骨质损害　主要表现为骨痛（进行性加重），病理性骨折及高钙血症（疲乏、恶心、呕吐、多尿、脱水、头痛、嗜睡、意识模糊，严重者可出现心律失常）。

2. 肾损害　为本病的重要表现之一。主要表现为程度不等的蛋白尿、管型尿和急、慢性肾衰竭。

3. 感染　是MM患者首位致死原因。以细菌性肺炎及尿路感染较常见，严重者可发生败血症而导致患者死亡，亦可见真菌、病毒感染。病毒感染以带状疱疹多见。

4. 贫血　90%以上患者会出现程度不同的贫血，并随着病情的进展而日趋严重，部分患者可以贫血为首发症状。

5. 出血倾向　以程度不同的鼻出血、牙龈出血和皮肤紫癜多见。

6. 高黏滞综合征　发生率为2%～5%。主要表现为头昏、眩晕、眼花、耳鸣、手指麻木、冠状动脉供血不足、慢性心衰、不同程度的意识障碍甚至昏迷。

7. 淀粉样变性和雷诺现象　少数患者尤其是 IgD 型，可发生淀粉样变性。主要表现为舌、腮腺肿大，心脏扩大，腹泻或便秘，皮肤苔藓样变，外周神经病变以及肝肾功能损害等。若 M 蛋白为冷球蛋白则可引起雷诺现象。

8. 神经损害　首先因胸椎、腰椎破坏、压迫脊髓所致截瘫较常见，其次为神经根受累，脑神经瘫痪较少。若同时有多发性神经病变、器官肿大、内分泌病、单株免疫球蛋白血症和皮肤改变者，则为 POEMS 综合征（骨硬化骨髓瘤）。

9. 其他　①髓外浆细胞瘤；②浆细胞白血病；③肝、脾淋巴结肿大。

【疾病分型】

1. 一般分型　分为孤立型、多发型、弥漫型、髓外型、白血病型。

2. 根据免疫球蛋白分型　IgG 型（最常见）、IgA 型（预后差）、IgD 型（少见，几乎 100％ 发生肾损害，生存期短，预后差）、IgM 型、轻链型（易发生肾衰竭和淀粉样变性，预后很差）、IgE 型（罕见）、非分泌型。

【辅助检查】

1. 血象　正常细胞性贫血，可伴有少数幼粒、幼红细胞，晚期有全血细胞减少，血中出现大量骨髓瘤细胞。

2. 骨髓象　主要为浆细胞系异常增生（至少占有核细胞数的 15％），并伴有质的改变。骨髓瘤细胞大小形态不一，成堆出现。骨髓瘤细胞免疫表型 CD38 阳性、CD56 阳性。

3. 血液生化检查

1）单克隆免疫球蛋白血症的检查：蛋白电泳出现 M 蛋白；免疫电泳发现重链；血清免疫球蛋白定量测定发现 M 蛋白增多，

正常免疫球蛋白减少。

2）血钙、磷测定：血钙、血磷增高。

3）IL-6 和 C 反应蛋白（CRP）：骨髓瘤患者的血清 IL-6 和 CRP 成正相关，同时可以反映疾病的严重程度。

4. 尿和肾功能检查 90％患者有蛋白尿，血清尿素氮和肌酐可增高，约半数患者尿中出现本周蛋白。

多发性骨髓瘤——治疗篇

MM 是一种血液恶性肿瘤疾病，因此，患病后积极配合专科医师治疗才是上策。

1. 化疗是最基本的治疗。

2. 支持疗法及积极防治并发症。严重贫血可输注红细胞改善贫血。没有骨折者可以适当活动，但要注意保护，避免易引起损伤的剧烈运动，防止发生病理性骨折。

3. 细胞免疫治疗/骨髓移植是治疗多发性骨髓有效的方法。先用化学治疗缓解病情，再行细胞免疫治疗或造血干细胞移植。

【常用药物】

骨髓瘤常见的治疗药物分为以下几种：以硼替佐米为基础的多药联合方案仍是指南推荐一线治疗方案。

【硼替佐米】

硼替佐米是一种 26S 蛋白酶体的可逆性抑制剂，通过抑制肿瘤细胞 NF-κB 通路等机制产生杀肿瘤作用。最常见及最严重的不良反应为周围神经病变，临床表现为肢体麻木、感觉异常等。骨髓瘤常见治疗药物不良反应见附表 1。

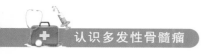

附表 1　MM 常见治疗药物不良反应

类型	药品	不良反应
免疫调节剂	沙利度胺	最严重的不良反应是人类胎儿的致畸性。常见的不良反应有：周围神经病变，体位性低血压，中性粒细胞减少，全身不适，消化道症状，静脉血栓栓塞症，幻觉，骨髓抑制，细菌、真菌感染，增加艾滋病患者病毒载量，过敏反应，心动过缓等
	来那度胺	警告：致畸风险、血液学毒性以及深静脉血栓和肺栓塞，最常见的不良反应为：疲乏，中性粒细胞减少，便秘，腹泻，肌肉痉挛，贫血，血小板减少，皮疹，上呼吸道感染，肺炎，代谢及营养性疾病等
	泊马度胺	胎儿毒性、深静脉血栓、肺栓塞、心肌梗死和动脉血栓栓塞、中性粒细胞减少、贫血、血小板减少、肝毒性、严重的皮肤反应、眩晕和意识模糊、神经病变、第二原发恶性肿瘤的风险、肿瘤溶解综合征、超敏反应
蛋白酶体抑制剂	伊沙佐米	腹泻、血小板减少、中性粒细胞减少、便秘、周围神经病变、恶心、外周水肿、呕吐和上呼吸道感染
	硼替佐米	腹泻、便秘、恶心、呕吐等胃肠道症状，血小板减少、贫血、中性粒细胞减少、淋巴细胞减少等血液淋巴系统症状，心动过速、急性心衰等心脏系统症状，周围神经病变，带状疱疹，上呼吸道感染，下呼吸道和肺部感染等

类型	药品	不良反应
蛋白酶体抑制剂	卡菲佐米	最常见的不良反应包括贫血、疲乏、血小板减少、腹泻、呼吸道感染、恶心、发热、咳嗽、呼吸困难、中性粒细胞减少、高血压，可能发生的严重不良反应包括心力衰竭、心肌梗死、心脏骤停、心肌缺血、间质性肺病、肺炎、急性呼吸窘迫综合征、急性呼吸衰竭、肺动脉高压、急性肾损伤、肿瘤溶解综合征、输注相关反应、胃肠道出血、颅内出血、肺出血、肝衰竭、乙型肝炎病毒再激活、可逆性后部脑病综合征、血栓性微血管病和血栓性血小板减少性紫癜/溶血尿毒综合征
骨病治疗	双膦酸盐	全身性损害：发热/高热、无力/乏力、过敏样反应、寒战流感样症状等；胃肠系统损害：呕吐、腹泻、恶心、腹痛等；肌肉骨骼系统损害：颌骨坏死、肌肉骨骼痛等；其他严重不良反应：神志不清、急性心梗、心源性休克、呼吸衰竭、肾功能衰竭等
传统化疗药物	激素（地塞米松、强的松）	过敏反应，心动过缓、心脏停博、充血性心力衰竭等心血管反应，痤疮等皮肤病学反应，高血糖，高血压，体液和电解质紊乱，骨质疏松、肌无力、长骨病理性骨折、类固醇肌病等肌肉骨骼病变，精神症状，青光眼等眼睛病变以及满月脸，体重增加
	阿霉素	血小板减少，过敏反应，厌食，精神异常，头晕、惊厥、头痛、感觉异常、嗜睡等神经系统异常，心脏毒性，低血压，呕吐/腹泻、便秘等胃肠道异常，皮疹，肝损害，关节痛等

类型	药品	不良反应
传统化疗药物	马法兰	最常见的不良反应是骨髓抑制，可导致白细胞和血小板减少；常见胃肠道不适，包括恶心和呕吐，偶见荨麻疹、水肿、皮疹、过敏性休克、肺纤维化和出血性贫血
	长春新碱	神经毒性引起外周神经症状，腹痛、便秘，麻痹性肠梗阻，骨髓移植和消化道反应，局部组织刺激作用（药液外漏导致局部坏死），可见脱发，偶见血压的改变
	环磷酰胺	骨髓抑制，胃肠道症状（如恶心、呕吐、厌食、腹泻、便秘、胃黏膜损伤），出血性膀胱炎，肾功能损害（特别是有肾功能不全病史的患者），可能导致不可逆的精子生成障碍，偶有肝功能失调，心脏毒性，继发性肿瘤，脱发
靶向治疗	达雷妥尤单抗	最常见的不良反应包括上呼吸道感染、中性粒细胞减少、输注相关反应、腹泻、血小板减少、贫血、疲乏、咳嗽、便秘、外周水肿、恶心、感染性肺炎、发热、呼吸困难、外周感觉神经病变、背痛。严重不良事件为感染性肺炎、支气管炎和发热
	地舒单抗	最常见的不良反应包括腹泻、恶心、贫血、背痛、血小板减少、外周性水肿、低钙血症、上呼吸道感染、皮疹和头痛。严重不良反应是肺炎，导致终止治疗的最常见的不良反应是颌骨坏死

多发性骨髓瘤——护理篇

【心理指导】

保持安静，精神愉快，正确对待疾病，消除紧张、恐惧心理，树立战胜疾病的信心。

【饮食指导】

给予高热量、优质蛋白、富含维生素、易消化的食物。肾功能不全的患者，应给予低钠、低蛋白或麦淀粉饮食，以减轻肾脏负担。如有高尿酸血症及高钙血症时，应鼓励患者多饮水，每日尿量保持在 2 000 mL 以上，以预防或减轻高钙血症和高尿酸血症。

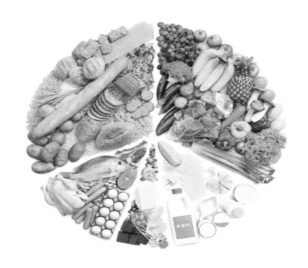

【休息、活动指导】

平时应睡硬板床或使用硬床垫，没有骨折者应尽可能活动，避免进行易引起损伤的剧烈的运动，必要时使用腰托、胸托等护具进行防护，防止发生病理性骨折，但要防止由此引起的血液循环不良。

【疼痛的处理】

取舒适体位，必要时遵医嘱给予适量的镇静止痛药，如泰勒宁片，安定片，加巴喷丁胶囊（神经痛）。

结 语

　　多发性骨髓瘤是一种恶性浆细胞病，其肿瘤细胞起源于骨髓中的浆细胞。目前 WHO 将其归为 B 细胞淋巴瘤的一种，称为浆细胞骨髓瘤/浆细胞瘤。其特征为骨髓浆细胞异常增生伴有单克隆免疫球蛋白或轻链（M 蛋白）过度生成，极少数患者可以是不产生 M 蛋白的未分泌型 MM。MM 常伴有多发性溶骨性损害、高钙血症、贫血、肾脏损害等临床表现。目前除了传统治疗以外，越来越多的新药、新疗法的出现让我们在治疗时有了更多的选择，也为患者带来了新的希望。共同认识 MM，了解 MM，及时诊断，规律治疗，规范化管理，让我们一起努力延长 MM 患者的生存期和提高其生活质量，关爱患者的健康，中南血液就在您的身边！